中国医学临床百家

成 虹／著

幽门螺杆菌及其相关疾病诊疗
成虹 2020 观点

科学技术文献出版社
SCIENTIFIC AND TECHNICAL DOCUMENTATION PRESS

·北京·

图书在版编目（CIP）数据

幽门螺杆菌及其相关疾病诊疗成虹2020观点 / 成虹著. —北京：科学技术文献
出版社，2019.12

ISBN 978-7-5189-6191-7

Ⅰ . ①幽… Ⅱ . ①成… Ⅲ . ①幽门疾病—诊疗 Ⅳ . ① R573.6

中国版本图书馆 CIP 数据核字（2019）第 240599 号

幽门螺杆菌及其相关疾病诊疗成虹2020观点

策划编辑：彭 玉 责任编辑：彭 玉 责任校对：张吲哚 责任出版：张志平

出 版 者	科学技术文献出版社	
地 址	北京市复兴路15号 邮编 100038	
编 务 部	（010）58882938，58882087（传真）	
发 行 部	（010）58882868，58882870（传真）	
邮 购 部	（010）58882873	
官 方 网 址	www.stdp.com.cn	
发 行 者	科学技术文献出版社发行 全国各地新华书店经销	
印 刷 者	北京虎彩文化传播有限公司	
版 次	2019 年 12 月第 1 版 2019 年 12 月第 1 次印刷	
开 本	710×1000 1/16	
字 数	177千	
印 张	19.25 彩插2面	
书 号	ISBN 978-7-5189-6191-7	
定 价	128.00元	

序
Preface

韩启德

　　欧洲文艺复兴后，以维萨利发表《人体构造》为标志，现代医学不断发展，特别是从 19 世纪末开始，随着科学技术成果大量应用于医学，现代医学发展日新月异，发生了根本性的变化。

　　在过去的一个世纪里，我国现代化进程加快，现代医学也急起直追。但由于启程晚，经济社会发展落后，在相当长的时期里，我国的现代医学远远落后于发达国家。记得 20 世纪 50 年代，我虽然生活在上海这个最发达的城市里，但是母亲做子宫切除术还要到全市最高级的医院才能完成；我患猩红热继发严重风湿性心包炎，只在最严重昏迷时用过一点青霉素。20 世纪 60—70 年代，我从上海第一医学院毕业后到陕西农村基层工作，在很多时候还只能靠"一根针，一把草"治病。但是改革开放仅仅 30 多年，我国现代医学的发展水平已经接近发达国家。可以说，世界上所有先进的诊疗方法，中国的医生都能做，有的还做得更好。更为可喜的是，近年来我国医学界开始取得越来越多的原创性成果，在某些点上已经处于世界领先地位。中国医生已经不再盲从发达国家的疾病诊疗指南，而能根据我们自己的经验和发现，根据我国自己的实际情况制定临床标准和规范。我们越来越有自己的东西了。

要把我们"自己的东西"扩展开来，要获得越来越多"自己的东西"，就必须加强学术交流。我们一直非常重视与国外的学术交流，第一时间掌握国外学术动向，越来越多地参与国际学术会议，有了"自己的东西"也总是要在国外著名刊物去发表。但与此同时，我们更需要重视国内的学术交流，第一时间把自己的创新成果和可贵的经验传播给国内同行，不仅为加强学术互动，促进学术发展，更为学术成果的推广和应用，推动我国医学事业发展。

我国医学发展很不平衡，经济发达地区与落后地区之间差别巨大，先进医疗技术往往只有在大城市、大医院才能开展。在这种情况下，更需要采取有效方式，把现代医学的最新进展以及我国自己的研究成果和先进经验广泛传播开去。

基于以上考虑，科学技术文献出版社精心策划出版《中国医学临床百家》丛书。每本书涵盖一种或一类疾病，由该疾病领域领军专家撰写，重点介绍学术发展历史和最新研究进展，并提供具体临床实践指导。临床疾病上千种，丛书拟以每年百种以上规模持续出版，高时效性地整体展示我国临床研究和实践的最高水平，不能不说是一个重大和艰难的任务。

我浏览了丛书中已经完稿的几本书，感觉都写得很好，既全面阐述有关疾病的基本知识及其来龙去脉，又介绍疾病的最新进展，包括笔者本人及其团队的创新性观点和临床经验，学风严谨，内容深入浅出。相信每一本都保持这样质量的书定会受到医学界的欢迎，成为我国又一项成功的优秀出版工程。

《中国医学临床百家》丛书出版工程的启动，是我国现代医学百年进步的标志，也必将对我国临床医学发展起到积极的推动作用。衷心希望《中国医学临床百家》丛书的出版取得圆满成功！

是为序。

作者简介
Author introduction

成虹，教授，北京大学第一医院消化内科主任医师。毕业于北京大学医学部，长期从事医、教、研工作，曾到日本神户大学医学院进修学习。主要从事幽门螺杆菌感染检测、治疗，细菌耐药等相关方面的科学研究，主持或参加过多项基金课题，已发表文章80余篇。曾经获得2016年中国中西医结合学会科学技术奖三等奖（荆花胃康胶丸抗HP的基础及临床应用，第三完成人）、2017年华夏医疗保健国际交流促进科技奖三等奖（荆花胃康胶丸治疗幽门螺杆菌感染的基础与临床应用）、2017年中国中医药研究促进会科学技术奖（基于中医病证结合方法的抗幽门螺杆菌中药研究，第四完成人）。曾经参加第2～第5次《全国幽门螺杆菌感染处理共识报告》（以下简称《共识》）的制定，并负责第4、第5次《共识》检测部分主要内容的撰写。

历任中华医学会消化病学分会幽门螺杆菌学组秘书、副组长，现任中国医师协会中西医结合医师分会消化病学专家委员会常委、中国中医药研究促进会消化整合医学分会执行理事、北京医学会肠道微生态及幽门螺杆菌分会常委、中国医药生物技术协会慢病管理分会常委等。北京医学会医疗事故技术鉴定专家、自然基金评审专家。

前 言
Preface

　　我国是上消化道疾病高发国家，消化性溃疡、慢性胃炎、胃癌等为临床最常见的疾病，幽门螺杆菌感染与这些疾病密切相关。作为一种感染人群超过世界人口半数的细菌，幽门螺杆菌自首次被发现至今，已历经近 40 年。从慢性胃炎、消化性溃疡到胃癌、胃黏膜相关淋巴组织淋巴瘤，以及多种胃外疾病、胃肠微生态等，人们对幽门螺杆菌的认识不断深化。

　　2005 年，J. Robin Warren 和 Barry J. Marshall 因在研究中发现了幽门螺杆菌及其在胃病中的作用，获得了诺贝尔生理或医学奖。1994 年世界卫生组织（WHO）所属国际癌肿研究机构（IARC）将幽门螺杆菌列为胃癌的第 I 类致癌因子。2015 年国际疾病分类（ICD-11β）中的胃炎新分类将幽门螺杆菌胃炎定义为一种感染性疾病。2015 年邹全明教授团队自主研发的幽门螺杆菌口服疫苗 Ⅲ 期临床试验取得令人鼓舞的结果，为幽门螺杆菌感染的预防带来了希望。虽然人们对幽门螺杆菌的传播、致病和防治等诸多方面已经有了更加充分的认识，但仍然还有很多问题尚不清楚，还需要深入研究。

　　我国是幽门螺杆菌人群高感染率国家，也是胃癌高发国家。幽门螺杆菌感染作为胃癌预防中最重要的可控危险因素，根除幽门螺杆菌治疗已经被公认为是预防肠型胃癌发生的一级预防措施。幽门螺杆菌感染的防治具有重要的社会意义和价值。但目前我们所面临的防治形势和实际挑战却非常严峻，如人群感染率高、社会经济发展不平衡、人口老龄化、抗生素大量及不规范的使用、细菌耐药问题日益严重、药物研发出现瓶颈、疫苗研发尚需时日等。随着社会经济、科学技术的发展，对人体微生态的认识和深入探索、基因诊疗技术的发展和应用等，必将为人类对幽门螺杆菌相关疾病的认识和防控翻开新的篇章。

本书中的观点，为本人在平时学习和工作中的点滴积累、认识和总结，由于个人水平有限，书中有不足之处，敬请广大同道和读者批评和指正！

目 录
Contents

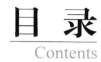

幽门螺杆菌的发现让复发性
消化性溃疡得以治愈

  幽门螺杆菌（*Helicobacter pylroi*，*H.pylori*）是一种带有鞭毛的革兰阴性螺旋状杆菌。*H.pylori* 是导致慢性胃炎、消化性溃疡（peptic ulcer，PU）的重要病因，然而在 *H.pylori* 被发现之前，对于胃炎和消化性溃疡的治疗只能对症治疗，随着 *H.pylori* 根除治疗在全球范围的普及，消化性溃疡患者的数量显著下降，胃癌的发病率在一些国家和地区也开始降低。曾经，许多医学权威都不相信一个小小的细菌可以导致胃炎、消化性溃疡、胃癌、胃淋巴瘤，使得 *H.pylori* 感染与胃炎和消化性溃疡的相关性的发现在经历了漫长而曲折的过程后，才最终被胃肠病医生及其他学者们接受。

  自 1979 年开始，澳大利亚皇家珀斯医院病理科医师 Robin Warren 通过对胃黏膜活检标本进行传统染色发现了胃黏膜组织中的螺旋状细菌（即 *H.pylori*）。此后，Warren 与当时的年轻胃肠科医师 Berry Marshall 利用 Warthin-Starry 银染色法清晰地观察到了胃黏膜活检组织中的螺旋状细菌，并发现其感染与慢性活动性胃炎的关系密切。而 Marshall 曾经用四环素治疗 1 例胃内有细菌的老年胃炎患者，发现清除胃内细菌后患者胃炎症状得到改善，随后他们开始合作。在首次较大规模的连续性临床研究中，Warren 和 Marshall 发现几乎所有慢性活动性胃炎、十二指肠溃疡（duodenal ulcer，DU）或胃溃疡（gastric ulcer，GU）患者的胃黏膜组织中都有这种螺旋状细菌存在，因此，他们提出这种螺旋状细菌可能是这些胃、十二指肠疾病的病因。

为了验证这种螺旋状细菌是胃炎和消化性溃疡病的病因，Warren 和 Marshall 试图从胃黏膜标本中培养分离出这种细菌，在经过 30 多次培养失败后，最终在 1982 年 4 月的复活节期间细菌被成功分离培养出来。此后，这种螺旋状细菌最终被命名为幽门螺杆菌。

在成功分离培养出 *H.pylori* 之后，为了进一步判断和证实病原体与疾病之间存在因果关系，满足 Koch 法则（Koch's postulates），Marshall 作为志愿者亲自勇敢地喝下了 *H.pylori* 培养菌液（在吞服菌液之前，他先通过胃镜检查证明他的胃黏膜组织学检查是正常的），之后，Marshall 出现了大约持续 2 周的轻度急性胃炎的症状（*H.pylori* 急性感染的临床表现），在喝下菌液的第 10 天他接受了胃镜检查，通过胃黏膜组织学检查提示 Marshall 的胃发生了胃炎，此后，Marshall 通过服用抗生素很快治好了自己的胃炎。当时，还有另外两位医生（Morris 和 Nicholson）也亲自喝下了 *H.pylori* 培养菌液，Morris 医生在喝下菌液的第 3 天出现了中重度的上腹部疼痛，在第 11 天，*H.pylori* 被成功地从 Morris 的胃黏膜活检标本中分离培养出来，组织学检测证实 Morris 患上了胃炎，但 Morris 就没有 Marshall 那样幸运了，尽管此后他连续服用了 28 天四环素也没有能够治愈他的胃炎，直到 3 年以后，Morris 通过铋剂三联疗法才根除了他胃内的 *H.pylori*。

1982 年 10 月 22 日在皇家澳大利亚内科学院的会议上，Warren 和 Marshall 首次报道了 *H.pylori* 与胃炎相关，随后于 1983 年他们在 *Lancet* 杂志上报道了他们的这一发现。

1984 年，他们首先报道了 *H.pylori* 感染与消化性溃疡密切相关，随后他们经过临床双盲安慰剂病例对照研究，于 1988 年首次发现并报道根除 *H.pylori* 可以促进消化性溃疡的愈合，并显著降低溃疡的复发率，使得患有消化性溃疡这一复发性疾病的患者得以获得治愈。此后，全球范围的大量研究进一步证实了这些结果：根除 *H.pylori* 可以促进消化性溃疡的愈合、显著降低溃疡的复发率、治愈消化性溃疡病。

1994 年世界卫生组织下属的国际癌肿研究机构根据前瞻性流行病学调查资料和胃癌发生过程中的演变规律，将 *H.pylori* 列为胃癌的第 I 类致癌原。

伴随着 Warren 和 Marshall 的研究结果被越来越多的学者所证实，*H.pylori* 感染及其相关疾病的防治在全球范围被广泛推广，产生了巨大的社会和经济效益。2005 年澳大利亚皇家珀斯医院的 Robin Warren 和 Berry Marshall 教授，因幽门螺杆菌与胃病密切相关这一伟大发现而获得了诺贝尔医学或生理学奖。消化性溃疡病，也早已被全球各国家和地区的相关共识和指南强烈推荐为 *H.pylori* 根除治疗的指征。

The Nobel Prize in Physiology or Medicine 2005: The Nobel Assembly at Karolinska Institute has awarded the Nobel Prize in Physiology or Medicine jointly to Berry Marshall and Robin Warren for their discovery of the bacterium *Helicobacter pylori* and its role in gastritis and peptic ulcer. Thanks to this pioneering discovery, peptic ulcer disease is no longer a chronic, frequently disabling condition, but a disease that can be permanently cured.

2005 年诺贝尔奖授奖大会表彰词：他们发现 *H.pylori* 及 *H.pylori* 在胃炎和消化性溃疡中的作用；由于这一开创性的发现，消化性溃疡不再是一种慢性、经常致残的疾病，而变为一种可以被永久治愈的疾病。

参考文献

1. WARREN JR, MARSHALL B. Unidentified curved bacilli on gastric epithelium in active chronic gastritis. Lancet, 1983, 1 (8336)：1273-1275.

2. MARSHALL BJ，WARREN JR. Unidentified curved bacilli in the stomach of patients with gastritis and peptic ulceration. Lancet，1984，1（8390）：1311-1315.

3. MARSHALL BJ，GOODWIN CS，WARREN JR，et al. Prospective double-blind trial of duodenal ulcer relapse after eradication of Campylobacter pylori. Lancet，1988，2（8626-8627）：1437-1442.

4. PORMOHAMMAD A，MOHTAVINEJAD N，GHOLIZADEH P，et al. Global estimate of gastric cancer in Helicobacter pylori-infected population：A systematic review and meta-analysis. J Cell Physiol，2019，234（2）：1208-1218.

5. 中华医学会消化病学分会幽门螺杆菌学组／全国幽门螺杆菌研究协作组，刘文忠，谢勇，等. 第四次全国幽门螺杆菌感染处理共识报告. 中华消化杂志，2012，32（10）：655-661.

6. 中华医学会消化病学分会幽门螺杆菌学组／全国幽门螺杆菌研究协作组，刘文忠，谢勇，等. 第五次全国幽门螺杆菌感染处理共识报告. 胃肠病学，2017，22（6）：346-378.

7. MALFERTHEINER P，MEGRAUD F，O'MORAIN CA，et al. Management of Helicobacter pylori infection—the Maastricht V/Florence Consensus Report. Gut，2017，66（1）：6-30.

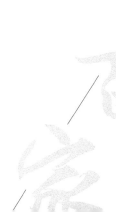

幽门螺杆菌与慢性胃炎

1. *H.pylori* 感染是慢性活动性胃炎的重要病因，*H.pylori* 胃炎是一种感染性疾病

H.pylori 感染可引起慢性活动性胃炎，为慢性活动性胃炎的重要病因，其相关证据符合 Koch 提出的确定病原体为致病病因的 4 项基本法则，即该病原体存在于患者体内、其存在部位与病变部位一致、清除该病原体后病变好转、该病原体在动物体内可诱发与人类相似的疾病。*H.pylori* 感染导致胃炎的认识引发了胃病治疗策略的巨大变革。

2015 年颁布的《幽门螺杆菌胃炎京都全球共识》，将 *H.pylori* 感染诱发的胃炎列为感染性胃炎的第一条，并将其定义为一种感染性疾病。此后，2016 年颁布的欧洲 Maastricht V 相关共识及 2017 年颁布的《第五次全国幽门螺杆菌感染处理共识报告》，均强调 *H.pylori* 相关胃炎是一种感染性疾病，*H.pylori* 可以在人 -

人之间相互传染。

H.pylori 诱发的慢性活动性胃炎，即 H.pylori 胃炎（H. pylori gastritis），是 H.pylori 感染的基础病变，在此基础上，部分患者可发生消化性溃疡、胃癌和胃黏膜相关淋巴组织（mucosa-associated lymphoid tissue，MALT）淋巴瘤等严重疾病，部分患者可出现消化不良症状，因此，H.pylori 胃炎被认为是消化性溃疡和胃癌发生的最重要危险因素。

2. H. pylori 胃炎的发展是多因素共同作用的结果

H. pylori 感染导致宿主疾病的发生是一个多阶段、机制复杂的过程，从 H. pylori 进入宿主胃内至导致不同临床结局的发生主要经历 3 个重要阶段：定植于胃黏膜上皮；逃避宿主免疫系统；释放多种毒素损伤胃黏膜。

H. pylori 感染后主要通过以下机制诱发胃黏膜炎症：①直接损伤胃黏膜屏障。H.pylori 通过与胃黏膜上皮细胞特异性受体结合，稳固的粘附在胃黏膜上皮细胞表面，从而破坏胃黏膜屏障的完整性；②引起系列炎性及免疫反应。H.pylori 的定植诱导中性粒细胞、淋巴细胞、巨噬细胞等炎性细胞浸润胃黏膜，炎性细胞产生的自由基导致胃黏膜损伤，而 H.pylori 自身产生的自由基清除剂可使其免于炎性细胞产生的自由基的攻击，即免疫逃避；③影响胃黏膜组织炎性递质的释放，如白介素、肿瘤坏死因子、血小板活化因子等，使抗炎因子和促炎因子平衡失调，进而加剧炎性反应；④影响胃酸分泌。*H. pylori* 可影响胃酸分泌功能，其与机体胃酸分泌功能的变化具有双向关系，*H. pylori* 感染导致胃黏膜胃酸分泌功能改变，胃酸分泌的变化反过来又会对 *H. pylori* 在胃内的定植数量和分布产生影响。

在 *H. pylori* 致病过程中有多种毒力因子参与，并起协同作用，如尿素酶、细胞毒素相关蛋白（cytotoxin-associated gene A，Cag A）、空泡细胞毒素（vacuolating cytotoxin A，Vac A）等。*H. pylori* 胃炎的发展是 *H. pylori* 因素、遗传因素和环境因素等共同作用的结果。

3. *H. pylori* 感染诱导的胃黏膜炎症与胃酸分泌之间的相互作用是决定感染者预后的重要因素

H. pylori 感染破坏胃酸正常的分泌调节，可导致宿主胃酸分泌增高、无明显变化和降低三种状态，并导致宿主不同的临床结局。目前认为 *H.pylori* 相关慢性胃炎表现为 3 种类型：浅表性胃炎、弥漫性胃窦胃炎、多灶性萎缩性胃炎。临床观察发现，慢性胃炎起始于胃窦部，沿胃小弯逐渐扩展至全胃而表现为全胃炎。

H. pylori 感染可影响胃 G 细胞和 D 细胞功能，破坏正常的酸分泌负反馈调节机制，引起生长抑素释放减少和高促胃液素血症。促胃液素是一种主要由胃 G 细胞分泌的可以促进胃酸和胃蛋白酶原分泌的多肽，高促胃液素的分泌可导致感染者明显的胃酸分泌增加，当高胃酸分泌时，细菌的定植及胃炎的发生局限于

胃窦，宿主表现为胃窦部为主的慢性胃炎（弥漫性胃窦胃炎），感染者发生十二指肠溃疡的风险增加。过高的酸负荷可引起十二指肠发生胃上皮化生，易使 *H. pylori* 定植由胃窦向十二指肠移行，导致十二指肠黏膜受损及溃疡的形成，因此，*H. pylori* 感染继发的高胃酸分泌被认为是导致感染者发生十二指肠溃疡的主要原因。

在另外一些感染者，*H. pylori* 感染则导致胃酸分泌的明显抑制，宿主表现为严重的胃体胃炎，感染者发生胃癌的风险增加。*H. pylori* 自身或其分泌产物（如氨或单胺）可对人体胃酸的分泌产生抑制或中和作用。有研究发现 *H. pylori* 感染对胃酸分泌存在直接或间接的抑制作用，推测 *H. pylori* 的这种抑酸能力，可能是 *H. pylori* 为适应其在胃内 pH 过低的环境中长期定植生存而进化产生的。另有研究显示在 *H. pylori* 根除后，胃泌酸功能可获得不同程度的恢复，其恢复时间与胃黏膜炎症改善相一致，提示 *H. pylori* 感染诱导的泌酸黏膜炎症反应可能也是抑制胃酸分泌的重要因素之一。浅表性胃炎和多灶性萎缩性胃炎患者均可表现为低胃酸分泌状态，在低胃酸状态时，浅表性胃炎可能是多灶性萎缩性胃炎发展过程中的早期阶段。长期的低胃酸分泌状态可以诱导胃癌的发生，而继发于 *H. pylori* 感染后低胃酸分泌状态的高促胃液素血症可能也在胃癌的发生中起到了一定的作用。高促胃液素水平可与 *H. pylori* 感染的其他相关因素协同促进肿瘤的发生和发展。

研究显示，生理性胃酸分泌能够保护胃体黏膜免受 *H. pylori*

攻击，故 H. pylori 感染首先易定植于胃窦，感染者表现为胃窦为主的炎症；当胃酸分泌水平减低或被抑制胃酸分泌药物抑制时，胃酸相关的保护作用也随之减弱，使 H. pylori 的定植部位由胃窦向胃体移行，胃黏膜的炎症分布也随之由胃窦炎向胃体炎或全胃炎转变。

临床观察显示，多数感染者的基础酸分泌状态基本正常，H. pylori 主要在感染者的胃窦部位定植，也可部分累及胃体。胃黏膜的炎性反应和萎缩程度不严重，对胃酸分泌的影响不明显，这类感染者临床上主要表现为慢性浅表性胃炎。

H. pylori 感染对胃酸分泌影响机制复杂，除 H. pylori 菌株的毒力因素外，还有其他多种因素参与，如宿主的基因多态性、宿主被感染前的基础胃酸分泌状态。H. pylori 感染诱导的胃黏膜炎症与胃酸分泌之间的相互作用是决定感染者预后的重要因素。

4. 慢性和活动性炎症是 H. pylori 慢性胃炎主要病理形态学表现

组织病理学观察显示，H.pylori 主要定植于胃上皮表面的黏液、胃小凹及腺腔内，极少穿透进入组织细胞中。H. pylori 胃炎病理特点主要表现：表面上皮变性或退行性改变；多形核细胞浸润；慢性炎症细胞浸润；腺体萎缩、肠化生和非典型增生。

细菌产生的各种毒素对上皮细胞的直接毒性作用可导致胃黏膜表面上皮细胞的变化，病变与 H.pylori 定植数量多少有关。多形核细胞浸润是慢性胃炎"活动性"炎症的标志，表面上皮和固有层可见中性粒细胞浸润，较多的多形核细胞聚集于胃小凹处可形成"腺窝脓肿"。以淋巴细胞、浆细胞及一些嗜酸性粒细胞为主的慢性炎性细胞浸润是慢性胃炎的突出特点。慢性炎性细胞浸润的程度与感染 *H.pylori* 定植的数量关系密切，但是在伴有严重腺体萎缩和肠化生的胃黏膜中炎性细胞浸润则很少。反复的黏膜损伤可使胃腺体消失，引起胃黏膜萎缩，导致黏膜层变薄，伴随着腺体的消失，胃黏膜可出现糜烂，甚至形成溃疡。当胃黏膜上皮发生类似于肠黏膜上皮的形态学改变时，称为肠化生。

临床经胃镜胃黏膜活检组织病理报告中，所谓的"慢性炎症"是指胃黏膜中以淋巴细胞和浆细胞浸润为主的炎症，而"活动性炎症"或"急性炎性反应"是指黏膜出现了中性粒细胞的浸润，是 *H.pylori* 感染胃炎的主要形态学表现。

5. 随着 *H. pylori* 感染时间延长，胃黏膜萎缩 / 肠化生发生率和程度逐渐增加

H. pylori 相关慢性胃炎是一种多阶段、逐渐进展和长期持续的慢性炎性反应。*H. pylori* 感染几乎均会引起被感染者胃黏膜活动性炎症，其长期感染所致的炎症、免疫反应导致腺体损伤，进而引起胃黏膜萎缩 / 肠化生。

（1）*H. pylori* 相关慢性萎缩性胃炎的发生和发展

胃黏膜萎缩分为生理性和病理性 2 种，生理性萎缩多与年老

相关，表现为退行性变，属于老年性改变，感染发生率低，胃黏膜炎症不明显，萎缩多不可逆。病理性萎缩常由于反复胃黏膜炎症所致，部分萎缩可出现细胞异型增生。浅表性胃炎引起的胃小凹区腺体减少不属于萎缩范畴，但临床常误诊为萎缩性胃炎，消除炎症后，萎缩可以完全消退。

胃黏膜病理性萎缩最常见的病理改变是肠化生，胃黏膜肠上皮化生是指由于受到持续性的刺激，胃黏膜上皮转变为含有 Paneth 细胞、杯状细胞和吸收细胞的小肠或大肠黏膜上皮组织。肠化生发生于黏膜浅表胃小凹区时，是胃黏膜炎症修复的一种愈合过程，不能被视为慢性萎缩性胃炎改变，只有肠化生累及固有腺体时才可称之为萎缩性胃炎。病理学中的炎症修复分为完全愈合和不完全愈合，完全愈合是指受损组织完全由原来的固有组织修复，病理形态上不留有痕迹；不完全愈合是指受损组织由其他组织修复，如皮肤破损后的瘢痕愈合。由于胃黏膜直接与外界相通，长期研磨消化食物，常可导致胃黏膜损伤，有时在胃黏膜损伤修复时通过肠上皮化生修复胃黏膜上皮，这也是一种不完全愈合过程，因此，仅发生于胃小凹区的肠化生不属于慢性萎缩性胃炎改变。

H. pylori 感染导致的长期慢性和活动性炎症，最终通过多种机制及其相互作用而导致胃黏膜的损伤，这些机制包括细胞更新、增殖、分化等。在多种功能和调节基因的异常表达、基因突变、各种细胞因子和组织生长因子等的作用下，*H. pylori* 相关慢

性胃炎逐渐进展。

　　H. pylori 相关慢性胃炎通常由儿童期感染 *H. pylori* 后开始获得，感染者最初表现为单核细胞浸润伴有不同程度的中性粒细胞浸润（提示活动性炎症）的浅表性炎症。经过数年或数十年的发展，随着感染者年龄的增长，胃炎逐渐进展，胃窦、胃体或全胃黏膜可出现固有腺体的减少。胃黏膜固有腺体的减少，而代之以纤维组织或纤维肌性组织或炎性细胞（萎缩），或者胃黏膜腺体固有层部分或全部由肠上皮腺体组成，后者即胃黏膜的化生性萎缩（肠化生）。

　　肠化生是胃黏膜对持续性感染炎性反应的一种适应性现象，随着胃黏膜萎缩的加重，伴有肠化生的胃黏膜胃酸分泌减少，不再适宜 *H. pylori* 定植，细菌逐渐减少或消失。伴随着细菌的消失，胃黏膜慢性炎性反应逐渐减轻，炎性浸润细胞逐渐减少，因此，在伴有严重萎缩和肠化生部位的胃黏膜内炎性细胞很少。但并非所有感染者都会发生胃黏膜萎缩和肠化生，宿主、环境和 *H. pylori* 因素的协同作用决定了 *H. pylori* 感染后相关性胃炎的类型和发展。

　　在从非萎缩性胃炎向萎缩性胃炎进展的过程中，胃黏膜经过一系列的病理过程变化逐渐进展，表现为从浅表、萎缩、肠化生以至于发生胃癌的"Correa"模式，*H. pylori* 在这一演变过程中起到了启动其发生和促进其发展的作用。平均每年有 2%～3% 慢性胃炎发生进展，约有 50% 的 *H. pylori* 感染者在其一生中可能发生不同程度的萎缩性胃炎，其中约 5% 可能进展到重度萎缩性胃炎。

（2）胃黏膜萎缩 / 肠化生对胃生理功能的影响

胃体萎缩和肠化生可导致胃酸分泌的减少和内因子缺乏，进而导致一些必需维生素吸收的减少，如维生素 B_{12} 的吸收减少。吸收不良和维生素 B_{12} 的长期缺乏，可能影响甲基纤维素、同型半胱氨酸和叶酸的代谢，并可能通过影响上皮细胞甲基化等机制导致细胞 DNA 的损伤。

胃酸的缺乏还可能影响食物的代谢及某些微量元素的吸收，如铁、钙、镁、锌，并影响某些药物（如甲状腺素、左旋多巴、铁剂、某些抗真菌药等）的吸收和代谢。同时可导致胃内微生态的失调，进而导致某些致癌物质的产生增加，从而增加感染者肠型胃癌的发生风险。

6. 治疗 *H. pylori* 相关胃炎，除缓解患者相关症状外，更重要的是降低感染者胃癌发生风险

H. pylori 慢性胃炎缺乏特异性症状，患者症状的轻重与胃黏膜的病变程度没有必然联系，患者可表现为上腹隐痛、不适、腹胀、反酸、烧灼等症状。

我国 2012 年及 2017 年颁布的第四次和第五次《全国幽门螺杆菌感染处理共识报告》中，推荐对慢性胃炎伴有消化不良症状，胃黏膜萎缩、糜烂的 *H. pylori* 感染患者进行根除 *H. pylori* 治

疗。对于 *H. pylori* 胃炎进行根除治疗，一方面可以缓解患者相关症状，消除胃黏膜炎性反应；另一方面更重要的是可以降低感染者胃癌发生风险。

虽然多数 *H. pylori* 感染者既无消化不良症状，最终也不发生消化性溃疡或胃癌等严重疾病，但目前仍难以预测哪些感染者最终会发生这些严重疾病。中国是全球胃癌高发及高死亡率国家，2014 年 WHO 发表的资料显示我国 2012 年胃癌新发病例和死亡病例约占全球的 42.6% 和 45.0%，而 2018 年 WHO 资料显示的这一数据则分别上升至 44.1% 和 49.8%，但我国的人口仅占全球总人口的 19%，这一数据提示对胃癌的防控在我国具有非常重要的社会意义。随着时间的推移，*H. pylori* 根除治疗被认为是肠型胃癌的一级预防措施。2015 年颁布的《幽门螺杆菌胃炎京都全球共识》建议，对于 *H. pylori* 胃炎的处理，除非存在抗衡因素（如伴随疾病、高龄、社区的高再感染率等），应治疗所有 *H. pylori* 阳性感染者。

根除 *H. pylori* 可以降低感染者胃癌发生风险，但其降低风险的程度取决于根除治疗时胃黏膜萎缩的严重程度和范围，如果在感染者未发生胃黏膜萎缩前根除 *H. pylori*，几乎可以完全预防肠型胃癌的发生。对于无症状个体，在其胃黏膜仍处于非萎缩阶段时根除 *H. pylori* 获益最大，因此阶段根除可有效预防 *H. pylori* 相关消化不良、消化性溃疡和胃癌的发生。而对于已经发生胃黏膜萎缩 / 肠化生的感染者，根除 *H. pylori* 治疗的获益明显降低，其胃黏膜萎缩／肠化生的发展可以停止或减缓，部分萎缩可以逆转。肠化生通常被认为很难逆转，但近年一些研究结果显示部分患者肠化生在细菌根除后可能发生逆转，但常需要多年时间。临床观察研究显示，根除 *H.pylori* 后，胃黏膜炎症可明显消退，腺体结构可逐渐恢复正常，这也反证了胃黏膜炎症反应在 *H.pylori* 相关胃炎中的致病作用。

7. *H. pylori* 相关胃炎治疗后应定期接受内镜和病理组织学检查随访

慢性萎缩性胃炎常合并肠化生，少数患者可出现上皮内瘤变，经历长期的演变，少数病例可发展为胃癌。根除 *H. pylori* 作为降低胃癌发生风险的一级预防措施并不能完全消除已有胃黏膜萎缩／肠化生患者发生胃癌的风险。慢性萎缩性胃炎，尤其是伴有中－重度肠化生或上皮内瘤变患者，应定期接受内镜和病理组织学检查随访。而对于高危人群，规律的内镜监测被认为是目前最有效的胃癌早期发现的手段。

8. 已有研究显示根除 *H. pylori* 可以逆转胃黏膜萎缩和肠化生

既往多数东西方学者认为，根除 *H. pylori* 可以逆转胃黏膜萎缩，但不能逆转胃黏膜肠化生，但近年开始逐渐有学者提出，既

往获得的根除 *H. pylori* 治疗不能逆转胃黏膜肠化生的研究结果，可能与对患者观察随访的时间不够长有关，如果延长对患者的观察和随访时间，有可能观察到患者胃黏膜肠化生的逆转。

一项来自韩国随访期 10 年的前瞻性研究结果显示：在 598 例患者中，其中 *H. pylori* 阴性组 65 例，*H. pylori* 未根除组 91 例，*H. pylori* 成功根除组 442 例，只有 *H. pylori* 根除组患者胃窦和胃体胃黏膜萎缩情况获得了显著的改善，*H. pylori* 根除组与 *H. pylori* 阴性组之间患者胃黏膜萎缩程度在基线期存在的显著差异，在 1 年的随访期后消失。同样，只有 *H. pylori* 根除组患者胃窦和胃体黏膜的肠化生情况获得了显著改善，其与 *H. pylori* 阴性组患者之间胃窦和胃体肠化生程度在基线期存在的显著差异，分别在随访的 5 年后和 3 年后消失。

根除 *H. pylori* 后，可以逆转胃黏膜萎缩和肠化生，为根除 *H. pylori* 可以降低胃癌发生风险提供了有力的证据，根除 *H. pylori* 治疗可能是预防肠型胃癌的最有效的预防策略，尤其对于亚洲的胃癌高发国家和地区。

参考文献

1. SUGANO K，TACK J，KUIPERS EJ，et al.Kyoto global consensus report on Helicobacter pylori gastritis.Gut，2015，64（9）：1353-1367.

2. 中华医学会消化病学分会 . 中国慢性胃炎共识意见（2017，上海）. 胃肠病学，2017，22（11）：670-687.

3. HAMMOND CE，BEESON C，SUAREZ G，et al. Helicobacter pylori virulence factors affecting gastric proton pump expression and acid secretion.Am J Physiol Gastrointest Liver Physiol，2015，309（3）：G193-G201.

4. AMIEVA M，PEEK RM JR. Pathobiology of Helicobacter pylori-Induced Gastric Cancer.Gastroenterology，2016，150（1）：64-78.

5. 中华医学会消化病学分会幽门螺杆菌学组／全国幽门螺杆菌研究协作组，刘文忠，谢勇，等．第四次全国幽门螺杆菌感染处理共识报告．中华内科杂志，2012，51（10）：832-837.

6. 中华医学会消化病学分会幽门螺杆菌学组／全国幽门螺杆菌研究协作组，刘文忠，谢勇，等．第五次全国幽门螺杆菌感染处理共识报告．中华消化杂志，2012，32：655-661.

7. STEWART BW，WILD CP. World cancer report 2014. Chapter 5.4：Stomach cancer. Lyon，France France：International Agency for Research on Cancer，2014.

8. FORD AC，FORMAN D，HUNT RH，et al.Helicobacter pylori eradication therapy to prevent gastric cancer in healthy asymptomatic infected individuals：systematic review and meta-analysis of randomized controlled trials.BMJ，2014，348：g3174.

9. PAN KF，ZHANG L，GERHARD M，et al. A large randomized controlled intervention trial to prevent gastric cancer by eradication of Helicobacter pylori in Linqu County，China：baseline results and factors affecting the eradication.Gut，2016，65（1）：9-18.

10. CHEN HN，WANG Z，LI X，et al.Helicobacter pylori eradication cannot

reduce the risk of gastric cancer in patients with intestinal metaplasia and dysplasia：evidence from a meta-analysis.Gastric Cancer，2016，19（1）：166-175.

11. KOBAYASHI M，SATO Y，TERAI S. Endoscopic surveillance of gastric cancers after Helicobacter pylori eradication.World J Gastroenterol，2015，21（37）：10553-10562.

12. MALFERTHEINER P，MEGRAUD F，O'MORAIN CA，et al. Management of Helicobacter pylori infection-the Maastricht V/Florence Consensus Report. Gut，2017，66（1）：6-30.

13. DOORAKKERS E，LAGERGREN J，ENGSTRAND L，et al. Helicobacter pylori eradication treatment and the risk of gastric adenocarcinoma in a Western population.Gut，2018，67（12）：2092-2096.

14. WANG YJ，KIM N，LEE HS，et al.Reversibility of atrophic gastritis and intestinal metaplasia after Helicobacter pylori eradication - a prospective study for up to 10 years. Aliment Pharmacol Ther，2018，47（3）：380-390.

15. GLOBOCAN 2018. http：//gco.iarc.fr

16. LEE YC，CHIANG TH，CHOU CK，et al.Association Between Helicobacter pylori Eradication and Gastric Cancer Incidence：A Systematic Review and Meta-analysis.Gastroenterology，2016，150（5）：1113-1124.

17. BAE SE，CHOI KD，CHOE J，et al.The effect of eradication of Helicobacter pylori on gastric cancer prevention in healthy asymptomatic populations.Helicobacter，2018，23（2）：e12464.

18. Pormohammad A，Mohtavinejad N，Gholizadeh P，et al. Global estimate of

gastric cancer in Helicobacter pylori-infected population：A systematic review and meta-analysis.J Cell Physiol，2019，234（2）：1208-1218.

19. HWANG YJ，KIM N，LEE HS，et al.Reversibility of atrophic gastritis and intestinal metaplasia after Helicobacter pylori eradication-a prospective study for up to 10 years.Aliment Pharmacol Ther，2018，47（3）：380-390.

幽门螺杆菌与消化性溃疡

消化性溃疡是消化系统常见病，是指穿透至黏膜肌层的胃肠道黏膜的局限性损伤，由于溃疡的形成与胃酸及胃蛋白酶的消化作用有关，故称之为消化性溃疡，酸性胃液接触的任何部位均可发生溃疡，但其最常发生于胃（胃溃疡）或十二指肠（十二指肠溃疡）内。临床上以十二指肠溃疡多见。

消化性溃疡不仅是消化系统常见病，还可发生出血、穿孔、幽门梗阻、癌变等并发症，严重的并发症甚至可能威胁患者的生命安全。*H.pylori* 的发现彻底改变了消化性溃疡易复发的自然史，使绝大多数消化性溃疡患者不再复发。因此，国内外所有的幽门螺杆菌相关诊疗指南／共识均已把消化性溃疡作为幽门螺杆菌感染处理中强烈推荐治疗的指征。

9. *H.pylori* 是消化性溃疡的重要病因

已有大量研究结果显示，*H.pylori* 感染是消化性溃疡的重要病因。*H.pylori* 感染人群中，有 10% ～ 20% 可发生消化性溃疡，而消化性溃疡患者中，*H.pylori* 感染率高，流行病学研究显示，十二指肠溃疡患者 *H.pylori* 检出率可达 95%，胃溃疡患者 *H.pylori* 检出率超过 70%。

（1）消化性溃疡的病因分类

目前认为 *H.pylori* 感染、服用非甾体类抗炎药和阿司匹林（NSAIDs/Aspirin）是导致消化性溃疡的主要病因，根据病因可将消化性溃疡分为 *H.pylori* 相关性溃疡、NSAIDs 引起的溃疡和非 *H.pylori* 非 NSAIDs 溃疡，后者的病因包括佐林格 - 埃利森综合征（Zollinger-Ellison syndrome）、某些全身疾病、某些其他药物（如糖皮质激素）等。

当服用 NSAIDs/Aspirin 的患者同时合并 *H.pylori* 感染时，二者具有协同致溃疡作用。近期有研究显示，*H.pylori* 感染可增加服用小剂量阿司匹林患者 70% 的溃疡病发生风险，即便这些患者已经在服用抑酸剂预防消化性溃疡发生，而如果不服用抑酸剂，这些患者溃疡病的发生风险还要加倍。

（2）消化性溃疡发病机制的历史变迁

消化性溃疡的发病机制非常复杂，通常认为溃疡的发生是由于损害因素与防御因素之间的失衡，损害因素包括胃酸、胃蛋白酶、*H.pylori*、非甾体类抗炎药、酒精、吸烟、胆汁反流及炎性介质等；防御因素包括胃黏膜 - 黏液屏障、重碳酸盐、磷脂、黏膜血流、细胞更新、前列腺素和表皮生长因子等。

消化性溃疡的最终形成是胃酸 / 胃蛋白酶自身消化的结果，

因此，在导致消化性溃疡发生的损害因素中，胃酸起着主导作用。早在 1910 年 Schwartz 教授就曾经提出"没有胃酸就没有溃疡"，胃酸一直在消化性溃疡病的发病机制中占据统治地位。自从 1982 年澳大利亚学者 Warren 和 Marshall 从慢性活动性胃炎患者的胃黏膜中分离出 *H.pylori* 之后，学者们开始提出"没有 *H.pylori* 就没有溃疡"和"没有 *H.pylori* 就没有溃疡复发"的观点。

"没有胃酸就没有溃疡"始终在消化性溃疡发病中具有重要意义，因此，抑制胃酸分泌的药物一直是治疗溃疡病的主要手段。从 20 世纪 70 年代 H_2 受体拮抗剂的问世到此后质子泵抑制剂（PPI）的问世，均体现了抑酸治疗在消化性溃疡病治疗中的重要作用。但单纯针对胃酸分泌的治疗可以使溃疡愈合、提高消化性溃疡的愈合率，却不能预防溃疡的复发，而"没有 *H.pylori* 就没有溃疡和溃疡复发"概念的提出，彻底改变了人们对消化性溃疡的认识理念，使消化性溃疡的自然史由"一旦溃疡，终身溃疡"变为"根除 *H.pylori* 后绝大多数消化性溃疡不再复发"，根除 *H.pylori* 治疗可以明显促进溃疡愈合并降低或预防溃疡复发风险，*H.pylori* 相关性消化性溃疡病已成为可以被治愈的疾病。

有 5%～ 10% 的消化性溃疡没有合并 *H.pylori* 感染，其可能与长期服用阿司匹林 /NSAIDs 等药物或其他因素相关。随着对 *H.pylori* 感染与消化性溃疡相关认识及 *H.pylori* 根除治疗的普及，*H.pylori* 感染相关消化性溃疡的发病率在一些国家和地区已呈明显下降趋势，而非 *H.pylori* 感染因素所导致的消化性溃疡的相关研究已开始被重视。

（3）*H.pylori* 感染致消化性溃疡形成的机制假说

H.pylori 凭借其毒力因子的作用，在胃和十二指肠胃型上皮定植，一方面 *H.pylori* 通过诱发黏膜局部炎症反应及免疫反应；另一方面通过影响促胃液素、胃酸、胃蛋白酶的分泌，导致了胃和十二指肠黏膜的损害及溃疡的形成。但消化性溃疡的形成并不是 *H.pylori* 直接作用的结果，*H.pylori* 感染增强了黏膜的损伤因素、削弱了防御因素，通过胃酸 / 胃蛋白酶的直接作用导致了消化性溃疡的形成。目前关于 *H.pylori* 引起消化性溃疡的机制，主要有如下学说：

①"漏屋顶学说"：胃黏膜表面有一层 0.5 ～ 1mm 厚的黏液 – 碳酸氢盐屏障，这层屏障可以保护胃黏膜免受食物的摩擦损伤，阻止胃黏膜细胞与胃蛋白酶和胃酸等损伤因素的直接接触；胃上皮细胞顶端及细胞之间的紧密连接可阻止胃腔内的 H^+ 反渗进入黏膜层内；黏液 – 碳酸氢盐屏障与紧密连接共同构成了胃黏膜屏障。Goodwin 把胃黏膜屏障比喻为"屋顶"，当胃黏膜受到 *H.pylori* 损害发生炎症时就会形成"漏屋顶"，从而导致胃酸（雨）损伤胃黏膜，无雨时则暂时的干燥，即无胃酸就无溃疡。在溃疡发生时给予抑制胃酸分泌药物治疗后，胃酸分泌减少，溃疡愈合，但抑酸治疗只能获得短期的疗效，因为漏雨的屋顶（胃黏膜炎症）仍然存在，溃疡病仍然可能复发，在消化性溃疡的自然病程中溃疡复发率超过 70%。根除 *H.pylori* 治疗，可以使胃黏膜炎症消

退，通过黏膜修复即修好屋顶才能够永久预防漏雨发生，从而使得消化性溃疡不易复发，达到治愈消化性溃疡病的目的。这一假说可以解释胃溃疡的部分发生机制。

②"促胃液素－胃酸分泌学说"：*H. pylori* 感染继发的高胃酸分泌是导致十二指肠溃疡的主要原因。*H. pylori* 定植感染如局限于胃窦，*H. pylori* 及其相关的胃窦炎症反应可影响 G 细胞和 D 细胞功能，破坏正常的酸分泌负反馈调节机制，引起生长抑素释放减少、促胃液素分泌增多，致使胃酸分泌水平增高。*H.pylori* 可以分泌产生尿素酶，尿素酶将尿素分解后产生氨，氨在 *H.pylori* 周围形成的"氨云"，有利于 *H.pylori* 在胃黏膜上皮细胞表面的定植，而"氨云"的形成可以使胃黏膜局部 pH 增高，从而破坏胃酸对 G 细胞释放促胃液素的反馈抑制作用，导致胃酸分泌增加。而 *H.pylori* 感染引起的胃黏膜炎症和组织损伤，可使分泌生长抑素的胃窦黏膜 D 细胞数量减少，从而降低了对 G 细胞释放促胃液素的抑制作用，进一步导致胃酸分泌的增加。这一学说在十二指肠溃疡的形成中具有重要作用。

③"胃上皮化生学说"： 十二指肠球部溃疡多发生于有胃上皮化生处，胃上皮化生是十二指肠对酸负荷的一种代偿反应。*H.pylori* 只能特异性定植于胃黏膜上皮，因此，十二指肠黏膜胃上皮化生是 *H.pylori* 感染导致十二指肠溃疡的先决条件，由于过高的酸负荷和炎症可引起十二指肠发生胃上皮化生，使 *H. pylori* 定植由胃窦部位向十二指肠移行。在十二指肠内，*H.pylori* 仅在

胃上皮化生部位附着定植，其释放的毒素及其诱发的免疫反应可导致十二指肠黏膜炎症的产生，黏膜的重度炎症可导致溃疡发生，而由于炎症黏膜对其他致溃疡损伤因子攻击的抵抗能力下降亦可导致溃疡的发生。

④ "六因子学说"：该学说将 *H.pylori* 感染、高促胃液素血症、胃酸／胃蛋白酶分泌、胃化生、十二指肠炎和碳酸氢盐分泌 6 个因素综合起来，解释 *H.pylori* 感染在十二指肠溃疡发病中的作用。胃窦 *H.pylori* 感染可引起高胃酸分泌，增加十二指肠的酸负荷，高胃酸损伤十二指肠黏膜，诱发十二指肠黏膜胃化生，为 *H.pylori* 定植创造条件；*H.pylori* 感染引起十二指肠黏膜炎症，炎症又进一步促进黏膜胃化生；局部黏膜碳酸氢盐分泌减少，削弱黏膜防御因素，而 *H.pylori* 感染增强了黏膜的损伤因素，防御因素与损伤因素失衡，从而最终导致了消化性溃疡的发生。

10. 根除 *H.pylori* 可缓解溃疡症状，促进溃疡愈合，去除病因，预防溃疡复发

在对消化性溃疡病因和治疗的研究和认识过程中，有 2 项发明和（或）研究获得了诺贝尔奖。1988 年 Black 因研发西米替丁用于治疗溃疡病获得了诺贝尔生理或医学奖，2005 年 Warren 和 Marshall 因幽门螺杆菌的伟大发现获得了诺贝尔生理或医学奖。这两个重要节点在消化性溃疡治疗史中分别被称为第一次和第二次革命。

随着对消化性溃疡发病机制认识的改变，治疗消化性溃疡的原则也发生了变化，既往的单纯抑酸治疗仅能愈合溃疡、缓解症状，而根除 *H.pylori* 治疗，不但可以缓解溃疡症状，还可以促进溃疡愈合、去除病因、预防溃疡复发。此外，胃黏膜保护剂的应用还可以提高溃疡愈合质量，进一步降低溃疡及其并发症发生和复发风险。因此，针对溃疡的发病机制，对于消化性溃疡的治疗应该包括以下三个方面：①抑制胃酸分泌；②根除 *H.pylori*；③保护胃黏膜；从而彻底治愈消化性溃疡。

11. 对于高危患者，还需要注意消化性溃疡复发、出血的预防

虽然根除 *H.pylori* 治疗，可以使绝大多数 *H.pylori* 相关性溃疡患者的复发风险显著降低，但是仍然有些患者，可能会存在较高的溃疡复发风险：如 *H.pylori* 难以根除、*H.pylori* 根除后再感染、非 *H.pylori* 非 NSAIDs 溃疡、难以或不能停服 NSAIDs/ 阿司匹林。消化道出血是溃疡病的常见并发症，严重的大出血，还可能危及患者的生命，预防溃疡病并发症，尤其消化道出血的发生和溃疡复发，是溃疡病防治的重点。对于消化道出血的高危患者，如不能停服 NSAIDs/ 阿司匹林、既往溃疡出血病史、高龄和（或）伴随严重疾病不能承受溃疡复发等，可以采用抑酸剂等药物维持治疗，降低溃疡和消化道出血的复发风险。

参考文献

1. 中华医学会消化病学分会幽门螺杆菌学组／全国幽门螺杆菌研究协作组，刘文忠，谢勇，等．第五次全国幽门螺杆菌感染处理共识报告．胃肠病学，2017，22（6）：346-378.

2. MALFERTHEINER P，MEGRAUD F，O'MORAIN CA，et al.Management of Helicobacter pylori infection-the Maastricht V/Florence Consensus Report.Gut，2017，66（1）：6-30.

3. GISBERT JP，CALVET X，COSME A，et al.Long-term follow-up of 1,000 patients cured of Helicobacter pylori infection following an episode of peptic ulcer bleeding.Am J Gastroenterol，2012，107（8）：1197-1204.

4. CHEY WD，LEONTIADIS GI，HOWDEN CW，et al. ACG Clinical Guideline：Treatment of Helicobacter pylori Infection.Am J Gastroenterol，2017，112（2）：212-239.

5. FALLONE CA，CHIBA N，VAN ZANTEN SV，et al. The Toronto Consensus for the Treatment of Helicobacter pylori Infection in Adults.Gastroenterology，2016，151（1）：51-69.

6. KAVITT RT，LIPOWSKA AM，ANYANE-YEBOA A，et al. Diagnosis and Treatment of Peptic Ulcer Disease.Am J Med，2019，132（4）：447-456.

7. SARRI GL，GRIGG SE，YEOMANS ND. Helicobacter pylori and low-dose aspirin ulcer risk：A meta-analysis.J Gastroenterol Hepatol，2019，34（3）：517-525.

幽门螺杆菌与胃癌

胃癌是指发生于胃黏膜上皮细胞的恶性肿瘤，约占所有胃恶性肿瘤的 95% 以上。胃癌主要有两种组织学类型，弥漫型和肠型胃癌。弥漫型胃癌起源于胃固有黏膜，癌细胞分化较差，呈弥漫性生长，缺乏细胞连接，一般不形成腺管，许多低分化腺癌和印戒细胞癌属于此型，易出现淋巴结转移和远处转移。弥漫型胃癌的发生，往往存在非萎缩性 *H. pylori* 相关胃炎的背景，预后较差。肠型胃癌起源于肠化生黏膜，一般具有明显的腺管结构，肿瘤细胞呈柱状或立方形，可见刷状缘，肿瘤细胞分泌酸性黏液物质，类似于肠癌的结构，常伴有萎缩性胃炎和肠化生，病程较长，发病率较高，预后较弥漫型胃癌相对较好。胃癌患者中有 10%～20% 的病例兼有肠型和弥漫型的特征，被称为混合型癌。

12. 中国是全球胃癌高发国家

胃癌的发病率具有显著的社会经济、种族和地理差异，东亚地区最高，其次是中部和东欧，北美洲和西非最低。据来自"GLOBOCAN 2018"的统计数据显示，中国人群胃癌的发病率和死亡率位居恶性肿瘤的第 2 位，新发病例和死亡病例分别为 45.6 万和 39.0 万；我国人口约占全球人口的 19%，"GLOBOCAN 2018"预测的中国人群胃癌新发病例和死亡病例分别占全球胃癌新发和死亡病例的 44.1% 和 49.8%，而这一数据在 2012 年的统计数据中分别是 42.6% 和 45.0%。提示目前中国是全球胃癌发病和死亡病例占比最高的国家，且呈上升趋势。

13. H. pylori 感染是肠型胃癌发生的重要危险因素

流行病学调查及临床研究显示，H.pylori 感染与胃癌前病变及胃癌的发生具有明显相关性。H.pylori 感染率与胃癌流行病学特征相似，胃癌高发区人群中 H.pylori 感染率高，萎缩性胃炎和肠化生的发生率也高于胃癌低发区；发达国家人群 H.pylori 感染率低，胃癌发生率也低；发展中国家人群 H.pylori 感染率高，胃癌发生率也高。人群研究结果显示，在过去的数十年中，西方国家胃癌发病率呈下降趋势，与 H.pylori 相关性胃炎患病率的下降趋势一致。2019 年发表的一项荟萃分析研究结果显示：在 H.pyori 感染人群中胃癌的聚集频率为 17.4%（95% *CL*：16.4 ～ 18.5）。而 H.pylori 感染人群中胃癌的聚集频率在不同国家和地区存在显著差异，其中以亚洲国家 H.pylori 感染者胃癌的聚集率最高。

动物试验研究结果显示，H. pylori 感染蒙古沙鼠 1 ～ 1.5 年之后可成功的诱发胃癌，而且这一过程是经过了炎症细胞浸润→萎缩性胃炎→肠化生→异型增生→胃癌的演化过程，这一研究结果首次为 *H. pylori* 感染与胃癌发生的相关性提供了动物试验的直接证据。

H. pylori 主要定植部位在胃窦，胃窦也是胃黏膜肠化生和异型增生及胃癌发生频率最高的部位。因此，可以认为 *H. pylori* 感染是导致胃黏膜肠化生及异型增生发生的重要因素，而早期感染 *H. pylori* 可以导致并加速肠化生及异型增生的发生，促使正常胃黏膜向胃癌方向演化。

1994 年，WHO 下属的国际癌症研究机构将 *H. pylori* 列为人类胃癌的第 I 类致癌原。大多数胃癌是由 *H. pylori* 感染导致的慢性胃炎逐渐发展，经历癌前病变的多级演变而来，如萎缩性胃炎、肠化生、异型增生 / 上皮内瘤变，当胃黏膜发生广泛的肠化生时，其导致的胃酸缺乏或无酸状态会促进 *H. pylori* 相关胃炎萎缩和肠化生进一步进展，最终导致肠型胃癌的发生。

已有多项研究表明，癌前病变患者发生胃癌的风险增加。一项来自荷兰纳入了 98 000 例癌前病变患者的研究显示，胃癌前病变患者 10 年后胃癌发生风险平均为 2% ～ 3%，对于不同癌前病变类型，萎缩性胃炎、肠化生、轻－中度异型增生和重度异型增生发生胃癌的风险分别为 0.8%、1.8%、39% 和 32.7%。

14. *H. pylori* 感染诱发胃癌是 *H. pylori* 因素、遗传因素和环境因素多因素共同作用的结果

H. pylori 感染人体后，人体自身的免疫反应常不能有效清除这一感染因子，使得 *H. pylori* 感染通常可持续数十年。*H. pylori* 感染首先引起人胃黏膜的炎症改变，进而引发胃黏膜一系列的病理改变，包括细胞连接的破坏、细胞凋亡、细胞增殖和恶性转化，持续、长期的慢性炎症可导致胃黏膜上皮细胞损伤，伴随着时间的推移，胃黏膜腺体丢失减少，进而产生胃黏膜萎缩、肠化生，如胃黏膜损伤持续存在，就可能出现上皮内瘤变和癌变。Correa 描述了胃癌发生的自然病史，由正常胃黏膜→浅表性胃炎→萎缩性胃炎→肠化生→异型增生→胃癌。胃癌的发生是一个漫长的过程，*H. pylori* 只是作为许多致癌因子之一而作用于这一过程的某一阶段。

H. pylori 本身并不分泌致癌物，多数研究结果显示 *H. pylori* 导致胃癌的发生是一种间接的形式。如 *H. pylori* 所含的空泡毒素、尿素酶等毒力因子可损伤胃黏膜细胞，造成黏液排空、上皮脱落，电镜下可观察到胃黏膜细胞肿胀、细胞内质网系统扩张。*H. pylori* 引起炎症反应并释放炎性介质，可导致细胞增殖加快，而增生活跃的细胞 DNA 合成旺盛，易受基因毒致癌物的损伤而发生细胞突变、缺失，从而导致细胞发生癌变。

当 *H. pylori* 感染持续存在时，*H. pylori* 感染对胃黏膜造成的损伤可以改变 *H. pylori* 本身的生存环境，虽然在相当一部分胃黏

膜肠化生的早期阶段可以检出 *H. pylori*，但随着胃黏膜病变的逐渐加重，*H. pylori* 因不能适应胃内环境的改变而最终自行消亡，因此，认为 *H. pylori* 不能定植在胃黏膜发生肠化生的部位。

H. pylori 感染诱发胃癌的分子机制，涉及 *ras*、*c-met*、*c-myc*、*c-erbB-2* 等原癌基因的激活，*p53* 等抑癌基因的突变、失活，DNA 错配修复基因不稳定，DNA 双链断裂，异常甲基化改变，胞苷脱氨酶异常激活与表达等多种机制。关于 *H. pylori* 如何引起胃黏膜转化，包括对细胞膜、细胞质的传导，以及对 DNA 的合成转录等方面的直接或间接影响，都有待今后作更多更深入的研究。

随着近年来胃肠道微生态研究的火热开展，胃肠道微生态变化在胃癌发生发展中的作用，也开始逐渐被学者们关注。已有研究发现，胃内共栖微生物的种类和构成也是另一个决定 *H. pylori* 感染结局的重要因素，并且这些影响作用在自最初 *H. pylori* 定植暴露开始的整个感染过程中一直持续存在。除 *H. pylori* 外，胃内还有其他微生物定植，包括细菌、真菌、病毒等，甚至致病的或共栖的肠道菌群，亦有可能在一定条件下定植于胃内，特别是在一些特殊的人群胃内，如 *H. pylori* 感染患者、长期接受抑酸剂治疗患者及低胃酸、高促胃液素水平人群，这些微生物通过其相互之间不同的联系和互作，增加胃癌发生的风险。有研究发现，在根除 *H. pylori* 后，长期应用质子泵抑制剂的患者，其胃癌发生风险仍然会增加，其机制可能与长期的低胃酸状态对胃内微生态结构组成和功能变化等因素的影响有关。

H. pylori 感染增加胃癌的发生风险，但只有少数（1%～3%）的感染者最终发生胃癌，提示仅有 *H. pylori* 感染还不足以引起胃癌，胃癌的发生是 *H. pylori* 因素、遗传因素和环境因素共同作用的结果。流行病学研究发现，高盐饮食、吸烟等与胃癌发病风险呈正相关性，而新鲜蔬菜、水果的摄入增加与胃癌发生风险具有负相关性。虽然胃癌的发生是多因素共同作用的结果，但 *H. pylori* 感染被公认为是胃癌发生中最重要的可控的危险因素，而 *H. pylori* 根除治疗已被作为预防肠型胃癌发生的一级预防措施。

15. 根除 *H. pylori* 后，东方人及西方人的胃癌发生风险均可以明显降低

在中国福建长乐、山东临朐等胃癌高发地区进行的干预研究显示，在胃黏膜发生萎缩 / 肠化生之前根除 *H. pylori* 可以显著降低胃癌发生风险，而对于已经发生萎缩 / 肠化生等癌前变化者，根除 *H. pylori* 预防胃癌的效果下降。其原因可能与根除 *H. pylori* 后仅有部分患者的萎缩可逆转，而肠化生通常很难逆转有关，推测在胃黏膜萎缩 / 肠化生阶段可能存在不可逆转折点，在此点之前根除 *H. pylori* 可有效预防胃癌发生，在此点之后根除 *H. pylori* 其预防胃癌发生效果逐渐降低。但即便对于已经发生萎缩性胃炎患者，根除 *H. pylori* 治疗仍然可以使感染者获益，降低其发生胃癌风险。2018 年发表的一项荟萃分析研究结果显示，根除

H. pylori 治疗，可以使中国人群胃癌发生风险降低 44%。

对于无症状人群，根除 *H. pylori* 治疗同样可以使其获益。一项针对无症状人群根除 *H. pylori* 预防胃癌的荟萃分析结果显示，与对照组相比，根除 *H. pylori* 可以降低无症状 *H. pylori* 感染者胃癌发生风险。另一项在韩国进行的回顾性队列研究显示，在针对 38 984 名无症状个体人群调查中，与 *H. pylori* 未根除组相比，根除 *H. pylori* 可显著降低健康无症状人群胃癌的累积发病率，并且在所有年龄段人群中都观察到了根除 *H. pylori* 对胃癌的有效预防作用。

2018 年一篇发表在 *Gut* 杂志的大样本随访研究显示，根除 *H. pylori* 可以降低西方人群胃腺癌及非贲门胃腺癌发生风险，胃癌的发生风险随着时间的推移而逐渐降低，在根除治疗 5 年后患者的胃癌发生风险开始低于背景人群。这一研究结果，与既往主要来自亚洲人群的多项相关研究结果相一致。

16. 根除 *H. pylori* 可显著降低早期胃癌术后患者异时性胃癌发生风险

早期来自日本的研究结果显示，根除 *H. pylori* 治疗可以降低早期胃癌术后患者异时性胃癌的发生风险。近期，一项来自韩国国家癌症中心的前瞻性、随机双盲、安慰剂对照的研究，纳入了 470 例接受内镜下切除治疗的早期胃癌患者，术后随机给予患者 *H. pylori* 根除治疗或安慰剂治疗并对患者进行随访，中位随访 5.9 年，研究结果显示，在完成随访的 396 例患者中，接受了 *H. pylori* 根除治疗的患者，其罹患异时性胃癌的比例明显低于安慰剂组，且接受 *H. pylori* 根除治疗组患者的胃体黏膜萎缩程度，相对于其基线期，改善程度也明显高于安慰剂组。

2019 年发表的一项纳入了 13 项研究的系统回顾性分析，在 3863 例接受了早期胃癌内镜下治疗的患者中，2480 名成功根除 *H. pylori* 患者中有 163 人（6.57%）发生了异时性胃癌，而 1383 名持续感染者中有 176 人（12.73%），分析显示异时胃癌合并发生风险率为 0.46（95% *CL*：0.37 ～ 0.57，*P* < 001），同时亚组分析也得出了相似的结果，为治疗 *H. pylori* 降低胃癌发生风险提供新的证据支持。

17. 60 岁以上人群开展 *H. pylori* 根除治疗也可获益，但效果要在根除后 10 年以上才能够显现

尽管根除 *H. pylori* 感染可降低胃癌的风险已在很多人群研究中得到了验证，但对于其在老年受试者中的作用的数据很少。

2018 年发表的一项来自香港地区的研究，比较了接受根除 *H. pylori* 治疗的大队列受试者与匹配的普通人群中胃癌的年龄特异性风险，该研究通过检索香港医院管理局数据库，分别对 40 岁以下、40 ～ 59 岁和 60 岁或 60 岁以上的人群数据进行分析。研究结果显示，在接受根除治疗的 73 237 例 *H. pylori* 感染者中，有 200 例（0.27%）在中位随访时间为 7.6 年期间发展为

胃癌；与匹配的普通人群相比，接受 *H. pylori* 根除治疗的 60 岁或 60 岁以上受试者的胃癌发生风险显著降低（*P*=0.02）。当根据 *H. pylori* 根除治疗后时间（少于 5 年、5～9 年和 10 年或 10 年以上）对数据进行分层分析时，40～59 岁组的胃癌发生风险明显低于根除后 10 年或 10 年以上的普通人群（*P*=0.04）。提示，对于 60 岁以上老年感染者，*H. pylori* 根除治疗同样可以获益，但获益效果要在根除治疗成功 10 年后才能够显现出来。

18. 在发生萎缩性胃炎前根除 *H. pylori*，几乎可完全避免肠型胃癌发生

目前胃癌仍然是世界上发病率和死亡率较高的恶性肿瘤之一，尤其在中国，*H. pylori* 感染作为胃癌明确而重要的致病因素已得到广泛的认识和重视。胃癌的发病率随年龄增长而增加，胃癌的发生风险取决于胃黏膜萎缩和肠化生的范围和程度，当胃黏膜萎缩/肠化生范围广且严重时，癌变风险会成倍增加。对于已经存在胃黏膜损伤和癌前病变的感染者，虽然根除 *H. pylori* 治疗不能将胃癌发生风险降低为零，但可以阻止胃黏膜损伤的进一步进展和恶化，阻止或抑制 *H. pylori* 相关疾病的发生和发展，从而稳定或减少后续损伤和疾病的发生风险。而如果在感染者发生胃黏膜萎缩/肠化生之前进行 *H. pylori* 根除治疗，则几乎可以完全避免感染者发生肠型胃癌。

中国医学临床百家

参考文献

1. GLOBOCAN 2018. http：//gco.iarc.fr

2. PORMOHAMMAD A，MOHTAVINEJAD N，GHOLIZADEH P，et al.Global estimate of gastric cancer in Helicobacter pylori-infected population：A systematic review and meta-analysis.J Cell Physiol，2019，234（2）：1208-1218.

3. GRAHAM DY. Helicobacter pylori update：gastric cancer，reliable therapy，and possible benefits.Gastroenterology，2015，148（4）：719-731.

4. CHMIELA M，GONCIARZ W. Molecular mimicry in Helicobacter pylori infections.World J Gastroenterol，2017，23（22）：3964-3977.

5. COKER OO，DAI Z，NIE Y，et al. Mucosal microbiome dysbiosis in gastric carcinogenesis.Gut，2018，67（6）：1024-1032.

6. CHEUNG KS，LEUNG WK. Long-term use of proton-pump inhibitors and risk of gastric cancer：a review of the current evidence.Therap Adv Gastroenterol，2019，12：1756284819834511.

7. WONG BC，LAM SK，WONG WM，et al.Helicobacter pylori eradication to prevent gastric cancer in a high-risk region of China：a randomized controlled trial. JAMA，2004，291（2）：187-194.

8. PAN KF，ZHANG L，GERHARD M，et al.A large randomized controlled intervention trial to prevent gastric cancer by eradication of Helicobacter pylori in Linqu County，China：baseline results and factors affecting the eradication.Gut，2016，65（1）：9-18.

9. LEE YC，CHIANG TH，CHOU CK，et al. Association Between Helicobacter

pylori Eradication and Gastric Cancer Incidence：A Systematic Review and Meta-analysis.Gastroenterology，2016，150（5）：1113-1124.

10. BAE SE，CHOI KD，CHOE J，et al.The effect of eradication of Helicobacter pylori on gastric cancer prevention in healthy asymptomatic populations.Helicobacter，2018，23（2）：e12464.

11. MALFERTHEINER P，MEGRAUD F，O'MORAIN CA，et al.Management of Helicobacter pylori infection-the Maastricht V/Florence Consensus Report.Gut，2017，66（1）：6-30.

12. SUGANO K，TACK J，KUIPERS EJ，et al.Kyoto global consensus report on Helicobacter pylori gastritis.Gut，2015，64（9）：1353-1367.

13. 中华医学会消化病学分会.中国慢性胃炎共识意见（2017 年，上海）.胃肠病学，2017，22（11）：670-687.

14. 中华医学会消化病学分会幽门螺杆菌学组 / 全国幽门螺杆菌研究协作组，刘文忠，谢勇，等.第五次全国幽门螺杆菌感染处理共识报告.胃肠病学，2017，22（6）：346-378.

15. WU JY，LEE YC，GRAHAM DY.The eradication of Helicobacter pylori to prevent gastric cancer：a critical appraisal.Expert Rev Gastroenterol Hepatol，2019，13（1）：17-24.

16. DOORAKKERS E，LAGERGREN J，ENGSTRAND L，et al.Helicobacter pylori eradication treatment and the risk of gastric adenocarcinoma in a Western population.Gut，2018，67（12）：2092-2096.

17. CHOI IJ，KOOK MC，KIM YI，et al.Helicobacter pylori Therapy for the

Prevention of Metachronous Gastric Cancer.N Engl J Med，2018，378（12）：1085-1095.

18. FAN F，WANG Z，LI B，et al.Effects of eradicating Helicobacter pylori on metachronous gastric cancer prevention：A systematic review and meta-analysis.J Eval Clin Pract，2019.

19. HWANG YJ，KIM N，LEE HS，et al.Reversibility of atrophic gastritis and intestinal metaplasia after Helicobacter pylori eradication - a prospective study for up to 10 years.Aliment Pharmacol Ther，2018，47（3）：380-390.

20. LEUNG WK，WONG IOL，CHEUNG KS，et al.Effects of Helicobacter pylori Treatment on Incidence of Gastric Cancer in Older Individuals.Gastroenterology，2018，155（1）：67-75.

幽门螺杆菌阴性胃癌

幽门螺杆菌阴性胃癌（Helicobacter pylori-negative gastric cancer，HpNGC），是指胃癌发生在没有幽门螺杆菌感染的患者。狭义的 HpNGC 概念通常是指发生于既没有幽门螺杆菌现症感染也没有既往幽门螺杆菌感染的胃的胃癌。有学者提出了广义的 HpNGC 概念，是指包括以下不同状态发生的胃癌，既往幽门螺杆菌感染史、幽门螺杆菌除菌后及幽门螺杆菌阴性。本篇主要探讨的是狭义的 HpNGC。

19. 幽门螺杆菌阴性胃癌已开始逐渐被关注

众所周知，幽门螺杆菌通过持续感染胃黏膜导致慢性胃炎，进而最终导致胃癌发生，但随着社会经济及生活卫生条件的改善和根除 H. pylori 治疗的普及，幽门螺杆菌感染率已在很多国家和地区逐渐下降，因此，HpNGC 的发现率可能会随之而相对增加，有报道显示 HpNGC 占胃癌总患病率的 0.42% ～ 5.4%。

20. 幽门螺杆菌阴性胃癌的诊断标准尚未明确确立

日本学者提出 HpNGC 是一种发生于没有活动或者既往幽门螺杆菌感染的胃腺癌。目前，关于幽门螺杆菌阴性胃癌的诊断标准因文献报道不同而存在差异，尚没有统一明确的诊断标准。

在严格判断幽门螺杆菌阴性胃癌的标准中，应满足以下各项条件：确定患者既往没有幽门螺杆菌根除治疗史；血清胃蛋白酶原检测呈阴性结果；通过内镜、病理同时联合两种或多种临床检测方法对患者进行评估，排除幽门螺杆菌现症感染及既往感染可能的状态。

日本学者提出的诊断 HpNGC 的最低标准：采用两种或两种以上检查方法，包括内镜检查或病理检查或血清胃蛋白酶原检测阴性；同时联合尿素呼气试验（UBT）或血清幽门螺杆菌 Ig G 抗体检测阴性，且患者既往无幽门螺杆菌根除治疗史。对于符合上述检测标准的患者，可以考虑该患者幽门螺杆菌阴性胃癌诊断。

21. 多种因素可能导致幽门螺杆菌阴性胃癌的发生

对于胃癌的病因，除幽门螺杆菌感染外，已知还有多种因素与胃癌的发生有关，包括生活方式、病毒感染、自身免疫紊乱和遗传因素等，但目前关于 HpNGC 的主要致病因素还不是很清楚。

（1）生活方式

摄入盐腌制食品、吸烟、高血糖、低血清胆固醇水平等，这些因素都被认为与胃癌的发生具有相关性，但其均不能作为独立因素而导致胃癌的发生。

（2）病毒感染

EB 病毒（EBV），也称为人类疱疹病毒 4（HHV-4），是一种双链 DNA 病毒，感染超过 90% 的全球成年人口。1964 年，托尼·爱泼斯坦（Tony Epstein）和伊冯·巴尔（Yvonne Barr）首次发现了这种病毒，EBV 被认为是第一种与人类癌症直接相关的病毒，包括鼻咽癌（NPC）、伯基特淋巴瘤（BL）、移植后淋巴增生性疾病（PTLD）、成熟 T/ 自然杀伤（NK）细胞淋巴瘤、霍奇金和非霍奇金淋巴瘤（NHL）、部分胃癌等。EBV 已知与胃癌的发生具有相关性，EBV 相关性胃癌在形态学上类似于鼻咽癌，因此，被称为淋巴上皮瘤样癌（LELC）。根据报道，EBV 相关胃癌每年的全球发病率为 75 000 ～ 90 000 例，是 EBV 相关肿瘤中最大的亚群，EBV 阳性的 LELC 占胃癌的 1% ～ 4%，肿瘤常表现为发生于胃体上部的未分化型癌（undifferentiated type，UD-type），患者的幽门螺杆菌感染率明显低于 EBV 阴性的胃癌。但研究发现，多数 EBV 阳性胃癌与萎缩性胃炎相关。而幽门螺杆菌与 EB 病毒是否具有协同致病作用，目前仍在研究中。

（3）自身免疫紊乱

有研究显示，自身免疫性相关的恶性贫血（pernicious anemia，PA），可能是 HpNGC 的危险因素之一。一项荟萃分析研究显示，PA 患者胃癌的总体相对危险度为 6.8（95% CI：

2.6～18.1）。

（4）遗传因素

编码上皮细胞黏附蛋白——E- 钙黏蛋白的 *CDH1* 基因的种系突变，是一种已知的弥漫型胃癌的病因。近年，前列腺干细胞抗原（*PSCA*）基因多态性在全基因组关联研究中被鉴定为与散发型胃癌易感性相关。有研究显示，导致家族性腺瘤性息肉病（FAP）的腺瘤性息肉病（*APC*）基因突变，也与胃癌发生相关，因此，建议对 FAP 患者应进行定期的胃十二指肠内镜检查。胃底腺型胃癌（GA-FG）是一种起源于胃黏膜分化型的 HpNGC，起源于胃黏膜的深层区域，不伴有胃黏膜慢性炎症、萎缩和肠化生改变，与 *CTNNB1* 或 *AXIN* 基因的突变相关。

22. 幽门螺杆菌阴性胃癌临床特点

临床观察研究显示，未分化型（UD 型）的 HpNGC 比分化型（D 型）更为常见。了解 HpNGC 的特点，有助于临床医生早期识别这类病变，而早期发现的 HpNGC，可以通过内镜下的微创治疗切除病灶，从而使患者维持良好的生活质量。

UD 型：组织学类型主要是印戒细胞癌，多发生于相对年轻的患者，多表现为胃下部或中部的扁平或凹陷的胃黏膜变色病变。与幽门螺杆菌阳性 UD 患者比较，阴性患者更容易合并高血压和吸烟史。

D 型：胃底腺型胃腺癌，多见于相对较年长的患者，多表现为胃中上部和胃上部的黏膜下肿瘤样或扁平或凹陷性病变。小凹型胃癌（foveolar type gastric cancer）于 2018 年由日本学者首次报道，内镜下病变多位于胃底腺区，局限于黏膜层。免疫组化染色显示 MUC5AC/MUC6 阳性、PG-I/H^+/ K^+-ATPase 阴性，这些免疫组化特征表明，小凹型胃癌的增殖是浅表的，起源于胃黏膜颈部细胞或上部细胞。

随着幽门螺杆菌感染的减少，HpNGC 的患病率在未来可能会相对较高。目前对于 HpNGC 的病因学和临床病程还尚不清楚，还需要进一步的研究和探索来验证和拓宽我们对 HpNGC 的认识。

参考文献

1. YAMAMOTO Y，FUJISAKI J，OMAE M，et al.Helicobacter pylori-negative gastric cancer：characteristics and endoscopic findings.Dig Endosc，2015，27（5）：551-561.

2. SUZUKI H，MORI H.Gastric Cancer after Helicobacter pylori Eradication.Gan To Kagaku Ryoho，2018，45（8）：1123-1127.

3. VANNELLA L，LAHNER E，OSBORN J，et al.Systematic review：gastric cancer incidence in pernicious anaemia.Aliment Pharmacol Ther，2013，37（4）：375-382.

4. HORIUCHI Y，FUJISAKI J，ISHIZUKA N，et al.Study on Clinical Factors Involved in Helicobacter pylori-Uninfected，Undifferentiated-Type Early Gastric Cancer.

Digestion, 2017, 96 (4)：213-219.

5. HORIUCHI Y, FUJISAKI J, YAMAMOTO N, et al.Biological behavior of the intramucosal Helicobacter pylori-negative undifferentiated-type early gastric cancer：comparison with Helicobacter pylori-positive early gastric cancer.Gastric Cancer, 2016, 19 (1)：160-165.

6. WANG R, LIU K, CHEN XZ, et al.Associations between gastric cancer risk and virus infection other than Epstein-Barr virus：The protocol of a systematic review and meta-analysis based on epidemiological studies.Medicine (Baltimore), 2019, 98 (32)：e16708.

7. NASEEM M, BARZI A, BREZDEN-MASLEY C, et al.Outlooks on Epstein-Barr virus associated gastric cancer.Cancer Treat Rev, 2018, 66：15-22.

长期应用质子泵抑制剂可能增加胃肿瘤发生风险

23. 质子泵抑制剂已成为全球最常用的处方药物

　　胃酸相关性疾病近年发病率呈增加趋势，临床常见的酸相关性疾病包括消化性溃疡病和胃食管反流病。反酸、烧心等是酸相关性疾病的常见症状，质子泵抑制剂是减少和抑制胃酸分泌最有效的药物，其所具有的强大的抑制胃酸分泌的作用，可以使很多患者的反酸、烧心、疼痛等症状得以快速而有效的缓解。伴随着胃酸相关性疾病发病率的增加，质子泵抑制剂在全球的处方量也随之增加，成为全世界最常用的处方和非处方药物。目前临床常用的质子泵抑制剂有奥美拉唑、艾索美拉唑、兰索拉唑、雷贝拉唑、泮托拉唑、艾普拉唑等。

　　临床上，质子泵抑制剂是抗生素联合疗法治疗幽门螺杆菌感染的必需药物，除了短期应用外，质子泵抑制剂的维持治疗也被越来越多地推荐应用于某些疾病，如 Zollinger-Ellison 综合征、胃食管反流病、难治性复发性消化性溃疡病，尤其是对于重度食管炎或巴雷特食管患者。尽管质子泵抑制剂的应用通常是安全的，但其长期使用的有效性和安全性却一直是研究者们关注的焦点。

24. 较长时间应用质子泵抑制剂后，停药后可能会出现"酸反跳"

由于质子泵抑制剂所具有的强大的抑制胃酸分泌的作用，可以使很多患者的症状得以快速缓解，使得很多医生和（或）患者都愿意首选质子泵抑制剂治疗和缓解反酸、烧心、胸痛等胃酸相关症状。

一些患者在用药过程中会发现，在应用一段时间的抑酸剂后，当患者停止服用药物时，有时候会出现更明显的反酸、烧心等症状，部分患者甚至会感觉症状比用药前还要严重，这种情况我们称作停药后的"酸反跳"。由于患者不了解停药后的症状是"酸反跳"，而不是疾病复发，使得患者不敢停用抑酸剂，进而长期服用药物以控制症状，甚至有些患者可能还需要增加药物剂量以控制症状的发生和复发。

25. 长期服用抑制胃酸分泌的质子泵抑制剂的安全性始终令人质疑

临床上，很多患者因各种原因在长期服用质子泵抑制剂，如控制胃食管反流症状、与阿司匹林等抗血小板药物合用预防消化道出血、因停药后不适而不敢停药等。

胃酸是人体重要的消化液，既往已有研究报道提示，长期应用抑酸剂可能会导致患者出现多种药物相关不良反应，如因胃酸分泌减少影响人体对钙、铁、维生素 B_{12} 等营养素的吸收、影响消化功能、导致胃肠道菌群失衡、诱发胃息肉等。

26. 高胃泌素血症可能是质子泵抑制剂长期应用导致胃肿瘤发生风险增加的原因

质子泵抑制剂所具有的强大的抑制胃酸分泌作用，可以继发人体产生高胃泌素血症，而高胃泌素血症可能是质子泵抑制剂长期应用导致胃肿瘤发生风险增加的原因。既往已有动物实验研究提示，长期应用质子泵抑制剂导致的高胃泌素血症，可能增加胃类癌（神经内分泌肿瘤）发生风险，但长期应用质子泵抑制剂治疗是否会诱发人类发生胃类癌一直存在争议。

2017 年 *BMJ OPEN* 杂志报道了 2 例患者，因胃食管反流病而连续服用质子泵抑制剂 12 ～ 13 年，这两名患者在常规的胃镜检查中均发现了孤立的神经内分泌肿瘤（类癌）。患者在服用质子泵抑制剂治疗期间其血清胃泌素和嗜铬粒蛋白 A（提示可能发生类癌的标志物）升高，停止应用质子泵抑制剂治疗后，这些指标恢复正常。质子泵抑制剂治疗后继发的高胃泌素血症，可能诱发人的肠嗜铬样细胞类癌。

2018 年发表的一项来自瑞典的基于人群的队列研究（研究时间 2005—2012 年）几乎包括了居住在瑞典的所有成年人，被研究者都接受了质子泵抑制剂的维持治疗，维持治疗的时间定义为在研究期间服药至少 180 天，根据瑞典癌症登记处的胃癌数据进行分析，研究结果发现：在 797 067 名接受质子泵抑制剂维持治疗的患者中，胃癌的发生风险平均增加了 3 倍以上，而尤以 40 岁以下患者胃癌发生风险更高，且患者胃癌发生风险的增高与患者服用质子泵抑制剂的疾病原因无关（如胃食管反流病、阿司匹林使用者等）。提示长期使用质子泵抑制剂可能是胃癌发生的独立危险因素。

此外，同期来自瑞典的另一项研究还显示，长期使用质子泵抑制剂还可能与食管癌发生风险增加相关。

27. 应慎重应用质子泵抑制剂，尤其对于儿童和年轻患者

近期一项研究发现，对高胃泌素血症患者在随访约 25 年后，其胃癌发生风险增加，而高胃泌素血症可能是质子泵抑制剂导致胃癌发生的致病原因。质子泵抑制剂是唯一一类在临床应用

中可引起人体持续性高胃泌素血症的药物。由于其可能具有致癌作用，因此，应谨慎使用质子泵抑制剂。

幽门螺杆菌感染的致胃癌作用也可能与高胃泌素血症有关，因此，对于需要较长时间应用质子泵抑制剂治疗的患者，无论何时开始质子泵抑制剂的治疗，建议治疗前先进行根除幽门螺杆菌治疗。

胃食管反流病是导致患者长期使用胃酸分泌抑制剂的最常见临床疾病。近年有学者提出，由于质子泵抑制剂的治疗可以诱导人体对组胺 H_2 受体拮抗剂的耐受性，因此，只有针对严重的食管炎患者，治疗才应该先由质子泵抑制剂开始，而对于大多数轻度食管炎患者，治疗可以优先选择组胺 H_2 受体拮抗剂（如法莫替丁）。

血清嗜铬粒蛋白 A 浓度可以在某种程度上反映人体 24 小时的胃泌素暴露状态，对于因病情需要长期接受质子泵抑制剂治疗的患者，可以通过测定嗜铬粒蛋白 A 水平来调整药物剂量。研究者建议，由于肿瘤的发生具有较长的潜伏期，因此，对于儿童和年轻人更应谨慎，甚至应严格限制质子泵抑制剂的使用，尤其是较长时间的药物应用。

参考文献

1. JIANU CS，FOSSMARK R，VISET T，et al.Gastric carcinoids after long-term use of a proton pump inhibitor.Aliment Pharmacol Ther，2012，36（7）：644-649.

2. BRUSSELAERS N，WAHLIN K，ENGSTRAND L，et al.Maintenance therapy with proton pump inhibitors and risk of gastric cancer：a nationwide population-based cohort study in Sweden.BMJ Open，2017，7（10）：e017739.

3. WALDUM HL，SØRDAL Ø，FOSSMARK R.Proton pump inhibitors（PPIs）may cause gastric cancer - clinical consequences.Scand J Gastroenterol，2018，53（6）：639-642.

4. BRUSSELAERS N，ENGSTRAND L，LAGERGREN J.Maintenance proton pump inhibition therapy and risk of oesophageal cancer.Cancer Epidemiol，2018，53：172-177.

5. SONG H，ZHU J，LU D.Long-term proton pump inhibitor（PPI）use and the development of gastric pre-malignant lesions.Cochrane Database Syst Rev，2014（12）：CD010623.

幽门螺杆菌与胃黏膜相关淋巴组织淋巴瘤

边缘区淋巴瘤（marginal zone lymphoma，MZL）是一组起源于滤泡边缘区 B 淋巴细胞的淋巴瘤，占非霍奇金淋巴瘤的10%。MZL 以胃黏膜相关淋巴组织淋巴瘤（MALT 淋巴瘤）最常见，MALT 淋巴瘤占 MZL 的50%～70%，约占 NHL 的8%，大约有50%的 MALT 淋巴瘤发生在胃肠道，其中约85%的胃肠道MALT 淋巴瘤发生在胃内。发病年龄以50～60岁多见。在欧美国家，估计发病率为0.3～0.8/10万，中国目前还没有相关发病率的报道。

胃 MALT 淋巴瘤起源于 *H.pylori* 感染后获得的淋巴组织，多见于胃窦或胃体远端，常表现为多灶性病变及惰性病变，其可以向弥漫性大 B 细胞淋巴瘤转化。早在1983年就有学者提出了胃肠道淋巴组织学特点和临床生物学特点的建议，这一建议是针对胃 MALT 淋巴瘤而非结节样淋巴组织淋巴瘤提出的，这类淋巴瘤起源于结外边缘带，黏膜相关淋巴组织（如胃、唾液腺等）。而胃 MALT 淋巴瘤因其能通过胃镜检查而易于取材，成为相关研究的热点。

28. 幽门螺杆菌感染是胃 MALT 淋巴瘤的主要病因

在胃发生的所有恶性肿瘤中，胃 MALT 淋巴瘤发病率虽然较低，但却是胃非上皮性恶性肿瘤中最常见的一种。1993 年，Wotherspoon 首先报道了根除 *H.pylori* 可使胃 MALT 淋巴瘤消退。目前，已有大样本的研究发现胃 MALT 淋巴瘤患者，*H.pylori* 感染的阳性率为 90% ～ 98%，而根除 *H.pylori* 治疗可使 75% ～ 80% 的早期胃 MALT 淋巴瘤患者获得完全和持久的缓解，提示 *H.pylori* 感染是胃 MALT 淋巴瘤的主要病因。

（1）幽门螺杆菌感染引起胃 MALT 淋巴瘤的可能机制

人体感染 *H.pylori* 之后，由于感染很难自发清除，导致了机体的慢性感染及慢性炎性反应。正常胃黏膜缺少有结构的淋巴组织，*H.pylori* 通过其产生的各种酶及其代谢产物损伤胃黏膜，引起胃黏膜慢性活动性炎症，诱发胃黏膜组织中淋巴滤泡形成，淋巴滤泡的出现反映了一种慢性持续性炎症的存在，进而 MALT 型淋巴样组织在胃内聚积、增生，最终演变为胃 MALT 淋巴瘤。因此，这种类型淋巴瘤属于"获得性 MALT 淋巴瘤"。

与胃癌一样，MALT 淋巴瘤的发生可能与表达 Cag A 蛋白的特定 *H.pylori* 菌株有关。有研究表明 Cag A 阳性 *H.pylori* 感染与

MALT 淋巴瘤的发生关系更密切，而海尔曼螺杆菌（Helicobacter heilmannii）等其他螺杆菌属细菌也可能会导致 MALT 淋巴瘤的发生。

在 *H.pylori* 感染者中，仅有极少数感染者发生胃 MALT 淋巴瘤。胃 MALT 淋巴瘤的发生是宿主、环境、*H.pylori* 与胃内其他微生物等多因素共同作用的结果，但其机制还有待于进一步的研究和探索。

（2）胃 MALT 淋巴瘤的生长特点

研究发现，幽门螺杆菌刺激 B 淋巴细胞增殖依赖于 T 淋巴细胞参与或特异性识别。在胃 MALT 淋巴瘤中，*H.pylori* 刺激产生的 T 细胞往往呈局灶性分布，这种 T 细胞在 *H.pylori* 感染性胃炎的胃黏膜中较为丰富，其在胃外环境中则较少出现。有研究者认为，这种 T 细胞分布的特点，可能是胃 MALT 淋巴瘤可以较长时间保持在原发部位局灶性生长的原因。通过对胃 MALT 淋巴瘤患者手术后切除的标本进行研究，发现胃的非肿瘤部位的黏膜层内也有淋巴瘤细胞的存在。

29. 病理组织学检查是诊断胃 MALT 淋巴瘤最可靠的方法

胃 MALT 淋巴瘤的诊断主要依赖于临床表现、内镜检查和胃黏膜活检组织的病理学检查，以及 *H.pylori* 的相关检测，而病理组织学检查是诊断胃 MALT 淋巴瘤最可靠的方法。

（1）临床表现

胃 MALT 淋巴瘤患者无特异的临床症状，患者的症状表现主要取决于疾病的分期，部分患者可无任何临床症状，多数患者由于非特异性消化不良症状（如腹痛、腹胀、烧心等）在接受内镜等检查时被发现，少数患者可表现为较严重的报警症状，如贫血、消化道出血、呕吐、体重减轻等，部分患者晚期可触及上腹部包块。

（2）内镜检查

胃 MALT 淋巴瘤的内镜下表现缺乏特异性，具有多样性的特点，可出现胃黏膜充血、糜烂、结节、溃疡、胃皱襞增厚，少数患者可出现类似于进展期胃癌的表现，很少有肿瘤增生样改变。具有典型恶性征象的胃 MALT 淋巴瘤，不易与胃癌、肉瘤等相鉴别，从而导致内镜误诊率高。在胃镜检查时，应注意从多部位进行胃黏膜活检，有时候还需要通过多次多点、深凿活检以提高诊断率。*H.pylori* 相关的慢性活动性胃炎可见于大多数胃MALT 淋巴瘤患者。

（3）组织病理学检查

中心细胞样肿瘤细胞和淋巴上皮病变是 MALT 淋巴瘤的主要组织学特征。MALT 淋巴瘤是由形态学各异的小 B 细胞组成的结外边缘区淋巴瘤，肿瘤主要呈弥漫性生长，在包绕反应性非肿瘤性淋巴滤泡的边缘带中存在淋巴样瘤样组织浸润，并浸入胃腺，形成特征性的淋巴上皮病变，常伴有浆细胞、散在的转化母细胞浸润。淋巴上皮病变表现为簇状的肿瘤细胞浸润并部分破坏黏膜腺体的现象，是 MALT 淋巴瘤的典型表现，几乎为诊断所必需的病理表现，但缺乏特异性，这一病变也可见于其他类型淋巴瘤，甚至一些反应性炎症变化中。

（4）*H.pylori* 检测

通过 *H.pylori* 检测可辅助区分 *H.pylori* 阳性与 *H.pylori* 阴性胃 MALT 淋巴瘤，对疾病的诊断、治疗、预后判断等具有重要的意义。

在进行 *H.pylori* 相关检测时需注意：胃 MALT 淋巴瘤患者的检测结果容易出现假阴性的情况，尤其当采用尿素酶依赖性的检测方法时（如快速尿素酶试验、尿素呼气试验）；一些药物也可能导致 *H.pylori* 检测假阴性可能，如抗生素、铋剂、抑酸剂、某些具有抗菌作用的中药等；在诊断 *H.pylori* 阴性胃 MALT 淋巴瘤时，只有通过多种其中包括血清学检测方法均显示阴性结果，才能够判断 *H.pylori* 真正阴性。

30. 胃 MALT 淋巴瘤的分期可以预测患者对 *H.pylori* 根除治疗的反应

超声内镜检查可用于胃壁浸润深度和区域淋巴结的初步评估，胃壁浸润深度和区域淋巴结是胃 MALT 淋巴瘤分期的主要指标。

关于胃 MALT 淋巴瘤的分期（表1），目前应用最广泛的包

表 1　胃淋巴瘤分期

Lugano 分期系统		改良 Ann Arbor 分期系统	巴黎分期系统 (TNM 分期)	肿瘤播散情况
I 期	局限于胃肠道（单个原发病灶或多个非融合病灶）			
I_1	黏膜、黏膜下层	I_{E1}	T1m N0 M0	黏膜层
		I_{E1}	T1sm N0 M0	黏膜下层
I_2	固有肌层、浆膜	I_{E2}	T2 N0 M0	固有肌层
		I_{E2}	T3 N0 M0	浆膜层
II 期	肿瘤侵入腹腔			
II_1	局部淋巴结受累	II_{E1}	T1~3 N1 M0	胃周淋巴结
II_2	远处淋巴结受累	II_{E2}	T1~3 N2 M0	更远部位淋巴结受累
II_E	穿透浆膜累及邻近器官或组织	II_{E2}	T4 N0 M0	侵及邻近结构
		III_E	T1~4 N3 M0	累及腹腔外淋巴结，伴或不伴远处胃肠道受累或非胃肠道受累
IV 期	弥漫性结外受累或伴有横膈上淋巴结受累	IV_E	T1~4 N0~3 M1	
			T1~4 N0~3 M2	
			T1~4 N0~3 M0~2 BX/B0	骨髓未评估/未累及
			T1~4 N0~3 M0~2 B1	骨髓累及

括 Lugano 分期系统、巴黎分期系统和改良的 Ann Arbor 分期系统。巴黎分期系统涵盖了胃肠淋巴瘤最重要的 3 个特征，即浸润深度、淋巴结转移和肿瘤播散情况，同时还可以预测患者对 *H.pylori* 根除治疗的反应。

31. 抗 *H.pylori* 治疗目前被认为是胃 MALT 淋巴瘤治疗首选的一线方案

目前认为对于 *H.pylori* 阳性的胃 MALT 淋巴瘤患者，均建议应首选进行 *H.pylori* 根除治疗，而对于 *H.pylori* 阴性的胃 MALT 淋巴瘤患者，也可以考虑试验性抗 *H.pylori* 治疗，抗 *H.pylori* 治疗在胃 MALT 淋巴瘤中的治疗价值已得到普遍认可。Wotherspoon 等应用抗生素根除 *H.pylori* 后，使胃 MALT 淋巴瘤消退，为胃 MALT 淋巴瘤的致病机制的探讨及治疗的研究提供了可靠的依据。根除 *H.pylori* 可以使 70% ～ 90% 的早期患者胃 MALT 淋巴瘤缩小或消失。有研究显示，部分（28%）*H.pylori* 阴性患者在接受抗 *H.pylori* 治疗后，淋巴瘤也获得了不同程度的缓解，这可能与 *H.pylori* 检测假阴性、海尔曼螺杆菌感染、抗生素对微生态或免疫的影响等因素有关。对于伴有 *H.pylori* 感染的高级别胃 MALT 淋巴瘤（向弥漫大 B 细胞淋巴瘤转化的 MALT 淋巴瘤）患者，根除 *H.pylori* 治疗有助于肿瘤的缓解。

放射治疗、免疫治疗和化学治疗被推荐作为胃 MALT 淋巴瘤的二线治疗。手术治疗仅限于内镜无法控制的出血、穿孔等并发症患者。

32. 多数早期胃 MALT 淋巴瘤在抗 *H.pylori* 治疗后可以缓解

胃 MALT 淋巴瘤的总体预后是比较好的，好于胃癌，早期肿瘤患者在接受抗 *H.pylori* 治疗后，肿瘤的缓解率可达到 60%～90%，然而，肿瘤对 *H.pylori* 治疗的消退反应，因 MALT 淋巴瘤浸润黏膜的层次不同，其消退率截然不同。

一项回顾性分析研究显示，多数患者可以在疾病的早期被诊断，对于诊断 I_E 期的胃 MALT 淋巴瘤患者，在根除 *H.pylori* 后，其 5 年、10 年和 15 年的无病生存率分别为 90.5%、79.1% 和 67.3%，提示 *H.pylori* 根除治疗在诱导胃 MALT 淋巴瘤完全缓解方面非常有效，且长期随访评估显示患者的长期预后非常好。

对于肿瘤持续不缓解或者进展的患者，应给予其他治疗手段。对于早期胃 MALT 淋巴瘤患者目前建议首选局部放疗，多数患者可以获得很好的长期疗效；而对于晚期患者，可接受化疗和（或）免疫治疗（如抗 CD20 单克隆抗体），特定情况下可考虑联合局部区域放疗，存在大细胞转化的患者可以参照弥漫大 B 细胞淋巴瘤的诊治规范进行治疗。近年，已有多种新近研发的免疫或靶向治疗药物开始进入临床试验或临床应用阶段，如 BTK 抑制剂、PI3Kδ 抑制剂（Umbralisib）、SYK 抑制剂等，为进一步提高和改善晚期肿瘤患者的生存期和生存质量，展现出良好的前景。

33. 影响抗 *H.pylori* 治疗胃 MALT 淋巴瘤疗效的因素

H.pylori 阴性胃 MALT 淋巴瘤，对抗 *H.pylori* 治疗的疗效明显低于 *H.pylori* 阳性患者。有研究显示，感染 *H.pylori* Cag A 阳性菌株的患者，对 *H.pylori* 根除治疗的反应明显快于感染 *H.pylori* Cag A 阴性菌株的患者。

向高度恶性转化的 MALT 淋巴瘤，可能对抗 *H.pylori* 治疗不敏感。经超声内镜检查提示淋巴瘤浸入黏膜下层、肌层、浆膜层、发生于胃近端的肿瘤、发生远隔脏器转移患者，其对抗生素治疗可能无反应。

研究显示，存在 t（11；18）或 t（1；14）的 MALT 淋巴瘤染色体易位的患者可能对抗 *H.pylori* 治疗不敏感，预后较差。研究发现，Bcl-10 核表达与肿瘤病程进展有关，存在 Bcl-10 核表达的肿瘤对抗 *H.pylori* 治疗不敏感。早期对这些染色体易位和 Bcl-10 的表达变化进行检测，可能有助于临床医师制订更合理的治疗方案。

34. 胃 MALT 淋巴瘤患者应定期随访

胃 MALT 淋巴瘤在接受抗 *H.pylori* 治疗后应每 3 ～ 6 个月进行内镜再评估，同时还要对 *H.pylori* 感染情况进行监测，直至获得组织学和临床完全缓解。病变缓解包括微生物缓解和肿瘤缓解。

在随访过程中，如果发现 *H.pylori* 未根除或再感染，应继续给予二线抗 *H.pylori* 治疗。如果肿瘤完全缓解后，再次感染 *H.pylori*，胃 MALT 淋巴瘤会重新出现并以更快的速度进展，因肿瘤细胞对 *H.pylori* 抗原已经非常敏感。因此，应避免 *H.pylori* 再感染，应建议患者共同居住的家人筛查和治疗 *H.pylori* 感染。

研究发现，无 t（11；18）异位的 MALT 淋巴瘤，有向弥漫大 B 细胞淋巴瘤转化的可能，因此，对于无 t（11；18）易位但经抗生素治疗未能达到完全缓解的患者，应给予密切随访，以便尽早改变治疗策略。

参考文献

1. WOTHERSPOON AC，DOGLIONI C，DISS TC，et al.Regression of primary low-grade B-cell gastric lymphoma of mucosa-associated lymphoid tissue type after eradication of Helicobacter pylori.Lancet，1993，342（8871）：575-577.

2. LIU WZ，XIE Y，CHENG H，et al.Fourth Chinese National Consensus Report on the management of Helicobacter pylori infection.J Dig Dis，2013，14（5）：211-221.

3. LIU WZ，XIE Y，LU H，et al.Fifth Chinese National Consensus Report on the management of Helicobacter pylori infection.Helicobacter，2018，23（2）：e12475.

4. MALFERTHEINER P，MEGRAUD F，O'MORAIN CA，et al.Management of Helicobacter pylori infection-the Maastricht V/Florence Consensus Report.Gut，

2017, 66（1）: 6-30.

5. HU Q, ZHANG Y, ZHANG X, et al.Gastric mucosa-associated lymphoid tissue lymphoma and Helicobacter pylori infection: a review of current diagnosis and management.Biomark Res, 2016, 4: 15.

6. MOLEIRO J, FERREIRA S, LAGE P, et al.Gastric malt lymphoma: Analysis of a series of consecutive patients over 20 years.United European Gastroenterol J, 2016, 4（3）: 395-402.

7. FLOCH P, MÉGRAUD F, LEHOURS P.Helicobacter pylori Strains and Gastric MALT Lymphoma.Toxins（Basel）, 2017, 9（4）: E132.

8. ASANO N, IIJIMA K, KOIKE T, et al. Helicobacter pylori-negative gastric mucosa-associated lymphoid tissue lymphomas: A review.World J Gastroenterol, 2015, 21（26）: 8014-8020.

9. TECKIE S, QI S, CHELIUS M, et al.Long-term outcome of 487 patients with early-stage extra-nodal marginal zone lymphoma.Ann Oncol, 2017, 28（5）: 1064-1069.

10. NCCN Clinical Practice Guidelines in Oncology（NCCN Guideline）Non-Hodgkin's Lymphomas, version 4, 2019.

11. NOY A, DE VOS S, THIEBLEMONT C, et al.Targeting Bruton tyrosine kinase with ibrutinib in relapsed/refractory marginal zone lymphoma.Blood, 2017, 129（16）: 2224-2232.

12. Umbralisib: Treatment for a Rare Lymphoma?Cancer Discov, 2019, 9（6）: OF5.

13. ANDORSKY DJ, KOLIBABA KS, ASSOULINE S, et al.An open-label phase 2 trial of entospletinib in indolent non-Hodgkin lymphoma and mantle cell lymphoma.Br J Haematol, 2019, 184 (2): 215-222.

幽门螺杆菌与胃外疾病

特定微生物除了可能导致其定植部位的相关疾病，对远离其定植部位的疾病的发生和发展也可能具有潜在作用，对这一问题的关注，使得幽门螺杆菌与胃外疾病的相关性研究成为近年来 *H.pylori* 研究领域的热点问题之一。*H.pylori* 感染可能对多种胃十二指肠外疾病的发生和发展都具有一定的潜在作用。*H.pylori* 感染与缺铁性贫血（IDA）、免疫性血小板减少性紫癜（ITP）和维生素 B_{12} 缺乏等疾病的相关性已经被广泛认可。近年研究显示，*H.pylori* 感染还可能与某些皮肤疾病、胰岛素抵抗、代谢性疾病、非酒精性肝病、动脉粥样硬化、急性冠脉综合征等也具有一定的相关性。而 *H.pylori* 与神经系统疾病、认知障碍和神经退行性疾病等的相关性，也引起了学者们的极大兴趣。但是 *H.pylori* 感染与这些疾病可能的相关性，其可能的潜在作用及其机制，还有待于更多、更深入的临床及基础研究以进一步的探索和提供证据支持。

35. *H.pylori* 通过多种机制诱导胃外疾病的发生和发展

H.pylori 感染可以引起全身的免疫反应和慢性炎性反应，诱导大量的炎性介质、细胞因子和急性反应物释放，这些因素可能是其引起胃肠道外疾病的主要病理生理基础，这种联系可能是以炎性介质的激活或诱导宿主自身免疫反应为特征，而宿主个体的遗传易感因素差异在这些疾病的发生发展中也具有重要作用。

H.pylori 仅定植于胃黏膜上皮细胞表面，目前认为 *H.pylori* 对其他系统疾病的致病性主要基于以下特点：*H.pylori* 感染是一种慢性持续性感染；局部感染可能引起系统性反应；持续感染可诱导慢性炎症和免疫反应，导致原位和远隔部位损伤。它还可引起宿主自身免疫反应和营养物质的吸收及代谢障碍。*H.pylori* 感染，特别是毒力菌株感染，可通过引起胃的局部炎症、释放内毒素入血、诱导炎性因子增多、增加氧自由基生成及与宿主形成交叉免疫反应等多种途径参与致病。

H.pylori 释放的内毒素脂多糖（LPS），可以促进结合了自身抗体的血小板与单核 - 巨噬细胞表面的 Fc 受体结合，从而使血小板更容易被吞噬和破坏。*H.pylori* 的某些抗原与人体胃黏膜上皮细胞的某些抗原结构相似，从而诱导宿主产生自身抗体，通过交叉反应造成宿主细胞的损伤。

有学者认为，*H.pylori* 感染是研究宿主与细菌相互作用的一个很好的模型，尤其对于那些对胃肠道微生态在人体健康和疾病中作用的研究感兴趣的学者，将非常具有吸引力。

36. 对于难治性或者不明原因的缺铁性贫血，应检测和治疗 *H.pylori* 感染

缺铁性贫血目前被认为是与 *H.pylori* 感染关系最为肯定的一种胃外疾病。国内外关于 *H.pylori* 感染处理的相关共识中，均已将 IDA 列为 *H.pylori* 检测和根除治疗的临床疾病指征，尤其对于难治性或者不明原因的缺铁性贫血。

（1）来自临床的多项研究报道提示 *H.pylori* 感染与 IDA 具有相关性

1991 年，Blecker 等首次报道了 1 例合并 *H.pylori* 相关性慢性活动性胃炎的 13 岁 IDA 患儿，患儿曾经因为贫血而出现晕厥症状，当成功根除了患儿的 *H.pylori* 后，在没有补充铁剂的情况下，患儿的血红蛋白水平恢复正常，提示 *H.pylori* 感染在人体铁的吸收、代谢过程中可能具有一定的影响作用。

一项荟萃分析研究结果显示，*H.pylori* 感染患者铁缺乏的发生风险 OR 值为 1.38，IDA 发生风险的 OR 值为 2.8。另一项纳入了 16 项随机对照研究的荟萃分析结果显示，根除 *H.pylori* 治疗联合铁剂补充治疗，IDA 患者的血红蛋白、血清铁、血清铁蛋白水平较单纯补充铁剂的患者均可明显升高（$P<0.00001$）。而 *H.pylori* 的遗传特征可能影响儿童和青少年 IDA 的发生。有研究

显示，根除 *H.pylori* 有助于缓解老年患者的体重减轻和预防亚临床 IDA。

（2）*H.pylori* 引起 IDA 的可能机制

H.pylori 感染相关性胃炎导致 IDA 的具体机制尚未被完全阐明，可能与细菌定居于胃内导致机体铁丢失增加、胃内 pH 变化影响铁的吸收、细菌生长利用血清铁和消耗血浆转铁蛋白等因素有关。

慢性失血：*H.pylori* 感染引起的胃内病变如胃黏膜出血糜烂、消化性溃疡、胃癌等疾病，导致人体慢性失血，从而导致 IDA 的发生。

铁吸收减少：*H.pylori* 感染引起的胃体黏膜萎缩，导致胃酸分泌减少及胃液中维生素 C 的减少，影响三价铁向二价铁的转化，阻碍铁的跨膜转运，从而影响铁在胃肠道的吸收。

细菌与人体竞争铁：铁是 *H.pylori* 在生长繁殖过程中必不可少的元素，人体在感染 *H.pylori* 时，机体内其他部位的铁可能被转运至胃黏膜，因而铁被竞争性消耗而影响机体造血，*H.pylori* 还可以与乳铁蛋白（lactoferrin，LF）结合，导致人体铁的流失。但是并非所有感染 *H.pylori* 的患者均存在缺铁性贫血，因此，还应针对不同患者具体分析。

37. 成人免疫性血小板减少性紫癜应检测和治疗 *H.pylori* 感染

多数免疫性血小板减少性紫癜患者血清中能够检测到特异性血小板抗体，提示 ITP 疾病的发生与自身免疫因素相关，因此，ITP 被认为是一种具有典型器官特异性的自身免疫性疾病，在与血小板和巨核细胞结合的抗血小板自身抗体介导下，通过加速网状内皮系统对血小板的破坏、抑制血小板生成，导致血液循环中的血小板减少，从而引发相关的临床症状。

（1）根除 *H.pylori* 可使部分成人 ITP 患者病情获得缓解和治愈

1998 年 Gasbarrini 等首次报道了 *H.pylori* 感染与 ITP 的相关性，他观察到 18 名 ITP 患者中有 11 名（61%）感染了 *H.pylori*，所有成功根除了 *H.pylori* 的 ITP 患者的血小板计数均显著增加，而 *H.pylori* 阴性及根除失败的患者血小板计数无明显变化，在 8 例获得 *H.pylori* 成功根除的患者中，有 6 例患者在后期的随访中抗血小板抗体消失。

一项纳入了 25 项研究的荟萃分析显示，成功根除 *H.pylori* 后，ITP 患者的完全缓解率（血小板计数 $\geqslant 100 \times 10^9$/L）和总体缓解率（血小板计数 $\geqslant 30 \times 10^9$/L 和基础计数至少加倍）分别为 42.7% 和 50.3%。而根除治疗效果良好的预测因素是 *H.pylori* 感染率较高的国家（如日本和意大利）和血小板减少程度较轻的患者。

近年，有研究进一步证实了根除 *H.pylori* 治疗，可以明显改善 ITP 患者的血小板水平，针对妊娠 ITP 患者的研究也获得了相同的结果，而种族差异可能影响患者的治疗结局。

（2）*H.pylori* 感染在儿童 ITP 的发生发展中可能仅起到次要作用

儿童 ITP 的临床过程与成人患者有很大差异，通常表现为急性病程，大约有 20% 的儿童 ITP 患者血小板减少持续 6 个月以上。目前只有少数研究对 *H.pylori* 感染在儿童慢性 ITP 中的作用进行了评估。一项纳入了 16 个中心 244 例儿童（<18 岁）ITP 患者的前瞻性研究结果显示，该组患者的 *H.pylori* 感染率为 20%，在成功根除了 *H.pylori* 的患儿中，有 39% 的患儿的血小板计数明显上升。临床观察研究显示，在特定人群中，儿童 *H.pylori* 感染的患病率低于患有 ITP 的成人。目前已有的观察儿童在 *H.pylori* 根除治疗后血小板恢复情况的研究存在高度的不一致性，在不同国家和地区甚至同一国家不同地区的研究结果都可能截然不同，这一现象提示 *H.pylori* 感染在儿童 ITP 的发生发展中可能仅起到次要作用。

（3）*H.pylori* 感染诱发 ITP 的可能机制

分子模拟机制：研究发现 *H.pylori* 的某些成分与血小板表面抗原之间存在相似的抗原表位即所谓的分子模拟，*H.pylori* 通过分子模拟同时与 *H.pylori* 成分和血小板表面抗原反应产生交叉反应抗体，但这些交叉反应抗体的确切致病作用目前仍不清楚。如有研究显示，感染了 *H.pylori* 的 ITP 患者的血小板洗脱物在免疫印迹中可识别出 Cag A 蛋白，而感染 *H.pylori* 的非 ITP 患者的血小板洗脱物则没有识别出 Cag A 蛋白；根除 *H.pylori* 后，血小板计数明显上升的患者血小板洗脱物中抗 Cag A 抗体水平则明显下降，而血小板计数无明显变化患者的抗 Cag A 抗体水平未见降低，提示 Cag A 可能与血小板表面的抗原决定簇相似，*H.pylori* 感染患者血中的 Cag A 抗体可与血小板抗原交叉结合，破坏血小板或抑制巨核细胞的分化，从而导致了 ITP 的发生。

除 Cag A 外，还有研究发现抗 *H.pylori* 尿素酶 B 单克隆抗体可与血小板表面表达的糖蛋白 GP-IIIa 产生交叉反应、*H.pylori* 表达的 Lewis 抗原产生的抗体可通过交叉免疫参与血小板的破坏，诱发 ITP。

其他可能机制：慢性 *H.pylori* 感染可能作用于宿主的免疫系统，刺激获得性免疫反应的产生，导致自身激活的 T 细胞和 B 细胞出现，诱导机体的系统性炎症反应。有研究发现 *H.pylori* 感染的 ITP 患者循环中单核细胞中的 FcγR II b 的表达下调，推测 *H.pylori* 可能通过下调抑制性受体 FcγR II b 来改变单核细胞/巨噬细胞的 Fcγ 受体平衡并诱导自身抗体形成，使血小板更容易被吞噬和破坏。*H.pylori* 可通过血管性血友病因子和抗 *H.pylori* 的 IgG 抗体与其血小板上相应受体 GPIb 和 FcγRIIA 的相互作用诱导血小板聚集并激活，进一步导致血小板的清除增加。

目前已有很多研究分别从 ITP 患者 *H.pylori* 感染的流行病

学、临床特征、治疗反应及其发病机制等方面进行多角度的分析和研究，虽然仍然有一些问题尚未解决，但 H.pylori 感染与 ITP 的关系已普遍得到学者们的一致性确认，近年发布 Maastricht IV/V 共识及中国的相关共识均已建议，对于合并 H.pylori 感染的成人 ITP 患者应给予 H.pylori 根除治疗。

38. H.pylori 可引起部分感染者维生素 B_{12} 缺乏

1984 年，O.Connor 等首次报道了慢性 H.pylori 感染与维生素 B_{12} 吸收不良之间存在相关性，进而导致维生素 B_{12} 缺乏。有研究结果显示，67.4%（29/43）的 H.pylori 感染患者存在维生素 B_{12} 缺乏，而血清维生素 B_{12} 水平在正常范围偏低的患者中存在较高的 H.pylori 感染率。但目前关于维生素 B_{12} 缺乏与 H.pylori 感染之间相关性的研究多数集中在评估 H.pylori 的感染状态与血清维生素 B_{12} 水平之间的关系，尚没有足够多的干预研究证实抗 H.pylori 治疗对患者维生素 B_{12} 缺乏预后的影响。尽管如此，2017 年颁布的 Maastricht V 共识已将维生素 B_{12} 缺乏纳入了 H.pylori 检测和治疗的临床疾病指征。

门诊病例：患者男性，65 岁，因头晕、乏力、食欲下降、消瘦就诊，经检查发现患者贫血、血白细胞和血小板减少，血清铁、维生素 B_{12} 水平均降低，$^{13}C-$ 尿素呼气试验检查阳性，胃镜检查提示幽门螺杆菌感染胃炎，经成功根除幽门螺杆菌治疗及营养支持治疗后，患者症状完全缓解，复查血红蛋白、血白细胞、血小板、血清铁和维生素 B_{12} 水平均恢复正常，而在停用营养补充剂后，患者的血红蛋白、白细胞和血小板水平仍然维持正常，提示患者的缺铁性贫血和血小板减少与幽门螺杆菌感染及感染相关胃炎有关。

39. 根除 *H.pylori* 感染可改善部分过敏性紫癜患者疗效，并降低其复发率

过敏性紫癜（Henoch-Schonlein purpura）是一种侵犯皮肤和其他器官细小动脉和毛细血管的过敏性血管炎，其发病原因可能为病原体感染、某些药物作用、过敏等致使体内形成 IgA 或 IgG 类循环免疫复合物，沉积于真皮上层毛细血管引起血管炎。好发于儿童及青少年，临床可主要表现为紫癜、腹痛、关节痛和肾损害，但血小板不减少。

有研究对 130 例腹型过敏性紫癜患儿进行了研究，发现腹型过敏性紫癜患儿的 *H.pylori* 感染率较正常儿童明显增高，而接受了 *H.pylori* 根除治疗患儿的疾病缓解率明显高于未接受根除治疗组，其疾病复发率却明显低于未接受根除治疗组，提示 *H.pylori* 感染与过敏性紫癜可能具有一定的相关性。此外，有针对成人的病案报道，合并 *H.pylori* 感染的过敏性紫癜患者在根除 *H.pylori* 后症状消失，随访 10 个月后又复发者，检测 *H.pylori* 再次阳性，成功根除后症状再次消失。

H.pylori 导致过敏性紫癜的发病机制尚不清楚，*H.pylori* 及

其分泌的毒素等可激发机体产生一系列免疫反应，形成循环免疫复合物，激活补体，导致坏死性血管炎的发生。*H.pylori* 在胃上皮细胞定植，可引起胃黏膜局部炎性反应，损伤胃黏膜，从而增加了机体与食物、药物、病原体等变应原接触的机会，进而诱发免疫反应，导致过敏性紫癜的发生。虽然目前二者之间的关系尚未明确，*H.pylori* 在该病发病中的作用机制也未阐明，但过敏性紫癜患者如合并 *H.pylori* 感染，尤其是伴有消化道症状的患者，根除 *H.pylori* 治疗可能对部分患者有效，增加患者疾病的缓解率，并降低疾病的复发风险。

40. *H.pylori* 感染可能与某些皮肤疾病具有一定的相关性

（1）慢性荨麻疹（chronic urticaria）

荨麻疹是指由各种因素致使皮肤、黏膜、血管发生暂时性炎性充血与组织内水肿，病程超过 6 周者称为慢性荨麻疹，临床表现为患者不定时地在躯干、头面部或四肢发生风团和斑块，皮疹的发生与消退迅速，伴有剧烈瘙痒，部分患者可伴有发热、腹痛、腹泻或其他全身症状。发作频率从每日数次到数日一次不等。慢性荨麻疹的病因复杂，多数研究显示，自身免疫机制参与了慢性荨麻疹的发病。对于难以找到确切病因的慢性荨麻疹，称为慢性特发性荨麻疹，占慢性荨麻疹患者的 70% ～ 80%。慢性特发性荨麻疹的发病，可能与某些病原体感染相关，而其中

H.pylori 感染，近年来备受研究者关注。

传统观点认为荨麻疹是由 IgE 介导的 I 型变态反应，变应原包括食物、药物、微生物等，而 H.pylori 感染可能是部分特发性慢性荨麻疹反复发作的原因。H.pylori 作为一种完全抗原可通过引起机体的变态反应，产生 IgE 抗体，调节肥大细胞和嗜碱性细胞释放组胺等炎性介质，参与特发性慢性荨麻疹的发生和发展。而 H.pylori 产生的毒素或其成分可在体内形成抗原－抗体复合物，诱发或加重荨麻疹的炎症过程。此外，H.pylori 长期定植于胃黏膜上皮，可不断地产生和释放抗原，从而导致特异性 IgE 抗体的不断产生，这可能是特发性慢性荨麻疹反复发作和复发的原因之一。

已有临床观察研究发现，部分患者经抗 H.pylori 治疗后病情获得了改善或者痊愈，而再次感染 H.pylori 可以引起慢性荨麻疹的复发，因此，对于不明原因的慢性荨麻疹患者，检测和治疗 H.pylori 感染，或许可以使部分患者获益。

（2）其他皮肤疾病

酒渣鼻（也称玫瑰痤疮）、银屑病、白癜风等皮肤疾病也可能与 H.pylori 感染有一定的相关性。

酒渣鼻是一种发生于鼻部的慢性炎性皮肤病，好发于中年人。有研究发现酒糟鼻患者 H.pylori 感染率远高于非酒糟鼻患者，研究者对感染的 53 例酒渣鼻患者进行 H.pylori 根除治疗，其中 51 例获得 H.pylori 成功根除，这些获得成功根除 H.pylori 的患者在 2～4 周后症状消失，且无复发；而未感染 *H.pylori* 者无自发症状减轻。

2017 年发表的一项在丹麦进行的全国性队列研究发现，酒渣鼻患者 *H.pylori* 感染和其他胃肠道疾病的患病率较高，酒渣鼻与新发腹腔疾病、炎症性肠病（IBD）和肠易激综合征（IBS）的风险之间具有显著关联性。在一项单臂临床试验研究中，150 例感染 *H.pylori* 的酒渣鼻患者接受了根除治疗，有 92% 的患者皮肤症状获得了改善。

H.pylori 诱发酒渣鼻，可能与细菌产生的毒素进入循环系统，导致血管扩张和血管内皮损伤有关；*H.pylori* 感染可刺激促胃液素分泌增加，促胃液素也可以导致血管扩张；这些因子在遗传易感性体质者中选择性地刺激鼻部血管，引起局部皮肤红斑和毛细血管扩张。而 *H.pylori* 感染刺激机体产生的大量炎性介质，使循环中 T 细胞水平明显增高，可进一步诱导酒渣鼻炎症的发生和加重，最终导致皮肤丘疹和脓疱的形成。

银屑病是一种常见皮肤疾病，病因尚不十分清楚，目前认为该病的发生与多种因素有关，如遗传、感染、内分泌、免疫、神经、精神因素等。感染因素被认为与银屑病的发生密切相关。*H.pylori* 慢性感染导致机体的全身免疫反应和系统性炎症反应，可能在银屑病的发生发展中具有一定的作用。有研究结果显示，*H.pylori* 感染可能与银屑病患者的病情严重程度有关，中重度银屑病患者均合并了 *H.pylori* 感染，在原发病药物治疗基础上，根

除 *H.pylori* 后患者病情获得了较好的改善，提示根除 *H.pylori* 治疗对银屑病的治疗可能是有益的，有利于促进疾病的缓解。

白癜风：一项纳入了 75 例白癜风患者的研究显示，活动性白癜风与 *H.pylori* 感染具有显著的相关性，根除 *H.pylori* 治疗 3 个月后，49 名接受治疗的患者中有 11 名（22.4%）报告皮肤病消失。

41. *H.pylori* 感染可能是冠心病发病和死亡风险发生的危险因素

（1）尸体解剖研究发现冠心病患者多合并消化性溃疡病史

早在 *H.pylori* 被发现分离之前，就有学者认为冠心病可能与消化性溃疡病有一定相关性。1974 年 Sternby 对欧洲 50 000 名 40～59 岁的死者进行尸体解剖后，发现心脏冠状动脉左主干阻塞患者中 80% 以上有消化性溃疡病史。

1994 年 Mendall 首次报道 *H.pylori* 感染可能与冠心病的发生有关，认为 *H.pylori* 感染可导致血清 C– 反应蛋白和纤维蛋白原水平缓慢增高，诱导粥样硬化斑块形成，因此，儿童时期的 *H.pylori* 感染可能导致成年后的冠心病发生。

（2）*H.pylori* 感染可能导致感染者冠心病发生风险增加

一项纳入了 26 项研究的荟萃分析结果显示，Cag A 阳性 *H.pylori* 菌株可能增加冠心病缺血性卒中的发生风险。一项伊朗的荟萃分析研究显示，*H.pylori* 阳性患者的心肌梗死发生风险比阴性患者增加了 1 倍。但也有研究结果显示，*H.pylori* 感染对冠心病的发生或者冠心病患者的生存无明显影响。为了回答这个问题，近年一些新的研究对该问题进行了更深入的探索。

2015 年台湾一项大型回顾性队列研究结果显示，*H.pylori* 感染患者发生急性冠脉综合征的风险增加 1.93 倍，在校正了性别、年龄、合并症等因素后，*H.pylori* 感染仍可使急性冠脉综合征的发病风险增加 1.48 倍。

2017 年发表的一项研究，探索了 Cag A 阳性 *H.pylori* 感染在复发性急性冠状动脉综合征中的作用，研究者发现：*H.pylori* 血清阳性率与先前的急性冠状动脉综合征史（28.3% *vs.* 14%；$P = 0.02$）显著相关；经 Cox 多变量分析，Cag A 阳性患者的主要心血管不良事件发生率明显高于 Cag A 阴性患者（$P=0.01$）。

2018 年发表的另一项大型队列研究，研究者利用中国台湾健康保险研究数据库的数据，分析了 3713 名接受了抗 *H.pylori* 治疗的消化性溃疡患者，与随机挑选的 55 249 名未接受抗 *H.pylori* 治疗的消化性溃疡患者比较，结果显示：早期根除 *H.pylori* 的患者与未根除组患者相比，根除组患者冠心病患病率呈下降趋势（2.58% *vs.* 3.35%；$P = 0.09$），死亡率显著降低（2.86% *vs.* 4.43%；$P < 0.01$）；在早期根除亚组中，与未根除组比较，两组患者的冠心病和死亡的复合终点也存在显著性差异（0.16% *vs.* 0.57%，$P=0.0133$）；在年龄小于 65 岁的患者中，根除组的累积冠心病患病率明显低于未根除组患者（0.16% *vs.*

0.57%；$P = 0.01$）。此外，多因素分析显示，未根除 *H.pylori* 是冠心病患者发生高血压和肾脏疾病的危险因素，而年龄小于 65 岁、根除 *H.pylori* 治疗是其发生风险的保护性因素。

2018 年韩国发表的一项横断面研究，在既往无心血管疾病史的受试者中，使用心脏多排计算机断层扫描，评价 *H.pylori* 感染与亚临床动脉粥样硬化之间的关联。在 463 名受试者中，与 *H.pylori* 阴性者相比，*H.pylori* 阳性者的高密度脂蛋白胆固醇水平较低；明显冠状动脉狭窄（狭窄 >50%）发生率显著增高（7.6% *vs.* 2.9%，$P=0.01$）；冠状动脉钙化积分增高的受试者比例明显增高；在调整混杂因素后，*H.pylori* 阳性组受试者明显冠状动脉狭窄发生率仍然达到阴性组的 3 倍。提示在健康人群中，*H.pylori* 感染与亚临床显著的冠状动脉狭窄的发生具有相关性。

（3）*H.pylori* 感染可能导致冠心病发生风险增加的可能机制

尽管不同研究显示出了不同的结果，但是多数研究证实 *H.pylori* 感染与冠心病的发生和发展具有一定的相关性。*H.pylori* 可能通过直接或间接因素导致冠心病的发病。

H.pylori 可能通过直接作用于血管壁，或者通过产生多种炎性因子（如 C- 反应蛋白、细胞激酶、热休克蛋白 60 等）和自身免疫反应等途径，导致血管内皮细胞损伤，促进动脉粥样硬化的发生和进展；通过影响血浆纤维蛋白原、血脂代谢、血糖代谢、胰岛素抵抗、同型半胱氨酸浓度和血压水平，促进动脉粥样硬化的形成；通过影响自身免疫反应、促进凝血的发生、直接和间接

的炎性反应，进一步促进动脉粥样硬化的进展。

冠心病是世界范围内致死致残的主要临床疾病，如果能够明确 *H.pylori* 感染是动脉粥样硬化和冠心病发生的始动因子或者是其独立危险因素，由于 *H.pylori* 感染的可治愈性，可以为冠心病的治疗带来非常有意义的帮助。但这可能还需要更多大规模的、统一诊断标准的、有对照的多中心前瞻性研究进一步探索和证实。

42. *H.pylori* 感染可能与某些神经系统疾病具有相关性

（1）非心源性缺血性脑卒中

Wincup 等人 1996 年首次报道了 *H.pylori* 感染与中风之间的联系。一项针对 4041 名中国患者进行的荟萃分析研究显示，*H.pylori* 感染与非心源性缺血性脑卒中之间存在相关性。但一项来自美国的对 9895 例患者进行的队列研究发现，*H.pylori* 感染与中风死亡率之间却存在反向关系，且这种反向关系在 *H.pylori* Cag A 阳性菌株感染者中更为显著。

中风的发生与脑动脉和椎基底动脉的粥样硬化及管腔狭窄有关。有研究通过超声波检查发现，*H.pylori* 感染者颈动脉狭窄程度较非感染者重，目前认为 *H.pylori* 可能通过单独作用或通过影响其危险因子的方式参与脑血管疾病的发生。

（2）帕金森病

帕金森病是一种神经退行性疾病，一些研究证据支持 *H.pylori* 感染可能是一种触发或驱动帕金森病发病的因素。*H.pylori* 可能通过影响血液中左旋多巴的水平影响疾病发生。早年已有研究显示，根除 *H.pylori* 治疗可以改善帕金森病患者对药物治疗的疗效反应。2017 年一项纳入了 8 项研究 33 125 名患者的研究结果显示，无论对于亚洲还是欧洲人群来说，*H.pylori* 感染均可增加帕金森病的发生风险，其发病风险的增加，可能与细菌慢性感染导致的炎性因子增多，进而加剧脑细胞的退行性变有关。另一项 2018 年的荟萃分析研究显示，*H.pylori* 感染在帕金森病患者中的患病率较高，*H.pylori* 在帕金森病发病的病理生理学机制中可能具有一定的作用，而对照研究显示 *H.pylori* 感染可能还与帕金森病临床疾病严重程度及疾病的恶化进展有关。

43. *H.pylori* 与多种自身免疫性疾病的发生发展可能具有一定的相关性

（1）*H.pylori* 诱发或促进自身免疫性疾病发生发展的可能机制

环境因素暴露，尤其是微生物感染，以及遗传易感因素在自身免疫性疾病的发生发展过程中具有重要作用。*H.pylori* 在人体的胃黏膜上皮定植，是引起人体慢性持续性感染最常见的细菌，其可能与多种自身免疫性疾病的发生发展具有相关性。

自身免疫耐受被打破、自身抗原暴露及自身抗体的产生，是自身免疫性疾病发病的核心环节。关于 *H.pylori* 感染人体后如何参与自身免疫性疾病的发病过程目前尚不清楚，多数学者认为其可能通过抗原模拟、抗原表位扩展、直接炎性损害等多种途径，触发具有特定遗传素质机体的自身免疫反应，进而诱发或促进自身免疫性疾病的发生和发展。但在 *H.pylori* 感染率较高的地区，其自身免疫性疾病的发生率并不随之增高；而在幼年时期获得的 *H.pylori* 感染，经过了数十年才参与自身免疫病的致病，对这些问题的解释还有待于更多的研究。

（2）与 *H.pylori* 感染可能具有相关性的自身免疫性疾病

干燥综合征（Sjogren syndrome）：表现为外分泌腺体的进行性破坏，患者出现自发的眼干、口干等腺体分泌减少症状。有研究发现干燥综合征患者具有较高的 *H.pylori* 感染率，但根除 *H.pylori* 治疗是否能够改善患者的症状目前还没有相关研究报道。另外，*H.pylori* 感染与干燥综合征之间的相关性，还体现在黏膜相关组织淋巴瘤的发病线索中，*H.pylori* 与胃 MALT 淋巴瘤发病密切相关，而干燥综合征患者中 MALT 淋巴瘤的发病率也同样增高。有研究显示干燥综合征患者根除 *H.pylori* 后，可降低其 MALT 淋巴瘤的发病风险，但二者之间是否存在一定的相关性尚缺乏足够的证据，未来还需要大量的临床及基础研究予以证实。

自身免疫性甲状腺疾病：已有多项研究显示 *H.pylori* 感染与自身免疫性甲状腺疾病，尤其是 Graves 病可能具有相关性。

研究发现自身免疫性甲状腺炎患者 *H.pylori* 血清学阳性率高于对照组，并以毒力菌株为主，患者血清中抗微粒体抗体水平与抗 *H.pylori* IgG 水平呈正相关；*H.pylori* Cag A 与甲状腺过氧化物酶之间存在氨基酸序列的相似性，而根除 *H.pylori* 可降低甲状腺自身抗体水平。

近期的一项荟萃分析研究显示，*H.pylori* 感染（*OR*：2.25；95% *CI*：1.72 ～ 2.93）和 Cag A 阳性（*OR*：1.99；95% *CI*：1.07 ～ 3.70）与自身免疫性甲状腺疾病的发生呈正相关。*H.pylori* 感染在 Graves 病（*OR*：2.78；95% *CI*：1.68 ～ 4.61）和桥本（Hashimoto）甲状腺炎（*OR*：2.16；95% *CI*：1.44 ～ 3.23）中更为常见。

胰岛素依赖型糖尿病（IDDM）：有研究发现该病患者血清 *H.pylori* 抗体阳性检出率较高，而感染 *H.pylori* 的 IDDM 患者，其血清中壁细胞抗体和胰岛细胞抗体水平也较高。但随着病程的延长，患者血清抗 *H.pylori* 抗体与胰岛细胞抗体水平均相应下降。

自身免疫性肝病（AILD）：有研究显示，原发性胆汁淤积性胆管炎（PBC）患者血清 *H.pylori* 抗体阳性率显著高于其他疾病对照组。一项纳入了 60 例自身免疫性肝病患者的研究发现，与未感染 *H.pylori* 的人群相比，感染 *H.pylori* 患者的自身免疫抗体（MPO、ANA、AMA、SMA、ANCA、AMA-M2、LKM-1、LC-1、SLA/LP）阳性率和细胞因子水平（IFN-γ、IL-6、IL-10 和 TNF-α）均显著升高，但两组之间的肝功能指标没有差异。

目前，有关 *H.pylori* 与自身免疫性肝病之间的相关性研究主要集中于 PBC 和原发性硬化性胆管炎（PSC），自身免疫性肝炎（AIH）与 *H.pylori* 之间的研究尚缺乏足够多的证据，而 *H.pylori* 与自身免疫性肝病之间的相关性研究，还需要更多大样本研究来证实。

自身免疫性肾病：已有较多证据显示 *H.pylori* 感染与 IgA 肾病的发生发展可能具有相关性，有研究发现 IgA 肾病患者中存在较高的 *H.pylori* 感染率，提示 *H.pylori* 感染可能是 IgA 肾病的潜在致病原。我们在临床诊疗中曾经发现一些轻症、未接受相关治疗的 IgA 肾病患者，在成功根除 *H.pylori* 后，其 IgA 肾病获得了完全缓解。但有关 *H.pylori* 感染在 IgA 肾病发病机制中的作用目前尚不清楚，还有待于进一步地深入研究和探索。

44. *H.pylori* 与胰腺及肝胆系统疾病相关性研究

H.pylori 感染可导致胃酸分泌增高，进而继发高胃泌素血症，而 *H.pylori* 感染引起的高胃泌素血症和十二指肠内的高酸环境可能在胰胆疾病的发病进程中具有影响作用。有研究显示慢性胰腺炎患者的胆汁和胆囊组织中有 *H.pylori* 的存在，推测 *H.pylori* 可能是部分特发性胰腺炎的病因之一。

另有研究发现，胰腺癌患者具有较高的 *H.pylori* 感染率，故推测 *H.pylori* 感染可能与胰腺癌具有一定的相关性。另有研究显示，*H.pylori* 可能通过影响胆囊收缩功能、直接或间接损伤胆囊黏膜和诱导胆囊黏膜炎症，从而参与了胆石症的发病；而胆囊结石的发生可增加胆道肿瘤的风险。

有研究发现，*H.pylori* 可能对肝性脑病的发生发展具有促进作用，*H.pylori* 可能通过全身炎症反应、氨水平升高、破坏血-脑屏障并诱导释放炎症和血管活性物质、防御素、产生活性氧代谢物和改变细胞凋亡等机制，在肝性脑病的发生发展中起作用。有学者提示，尽管现有研究的证据仍然相对薄弱，但根除 *H.pylori* 可作为治疗肝性脑部的一种潜在的治疗方法。

45. H.pylori 感染可能与不孕不育症具有相关性

一些流行病学研究显示，在不孕不育家庭中，女性或男性的 *H.pylori* 感染率显著高于对照组，提示 *H.pylori* 感染与不孕不育症可能具有一定的相关性。*H.pylori* 感染多在儿童期获得，其作为机体的一种抗原可长期存在，进而引发全身持续性的低度慢性炎症反应，而目前认为慢性感染可能是不孕不育症的病因之一。*H.pylori* 感染，尤其是 Cag A 阳性菌株感染，有可能通过多种途径对人体的生殖系统产生影响。目前多数研究提示，*H.pylori* 抗原可能主要通过与人体自身抗原之间的分子模拟作用机制引起人体各种免疫反应，这些免疫反应可以降低精子活动及变形能力、阻碍精子和卵子的结合，从而导致不孕不育症的发生。

46. *H.pylori* 感染对过敏性哮喘等呼吸系统疾病的潜在作用，在儿童和成年人群中存在差异

已有多项研究显示，*H.pylori* 感染可能对儿童过敏性哮喘的发生具有保护作用。一项荟萃分析研究显示，*H.pylori* 感染（*OR*：0.83；95% *CI*：0.71 ～ 0.98），Cag A 阳性（*OR*：0.77；95% *CI*：0.66 ～ 1.78）与儿童过敏性哮喘的发病及疾病严重程度之间均呈反比关系。而新近研究发现，*H.pylori* 感染却可能与成人哮喘（1.38 倍）和哮喘合并症（1.85 倍）患者的发病风险增加有关，这与在儿科人群中观察到的结果恰恰相反。

有学者利用呼吸道上皮细胞模型进行研究，发现 *H.pylori* 可优先通过 p38 MAP 激酶产生 IL - 8，从而在理论上解释了 *H.pylori* 对过敏性哮喘保护作用的可能机制。儿童感染 *H.pylori* 后，其发生的与成人不同的免疫反应，也是 *H.pylori* 对儿童过敏性哮喘具有保护作用的可能机制。

一项纳入了 5941 例慢性阻塞性肺疾病（COPD）患者回顾性分析研究显示，*H.pylori* 感染患者更容易患 COPD（总 *HR*：1.84；95% *CI*：1.57 ～ 2.17），尤其是在老年患者人群（*HR*：4.05；95% *CI*：1.39 ～ 11.8）。

47. 研究展望

由于 *H.pylori* 感染的可治愈性，使得针对 *H.pylori* 与各种胃

外疾病的相关性研究成了近些年学者们的研究热点。如此多种疾病与 *H.pylori* 感染相关，提示这些疾病可能存在相同的致病途径。*H.pylori* 可能通过干扰多种生物学过程，决定或影响多种胃外疾病的发生和发展。

虽然目前不断有研究发现，越来越多的胃外疾病可能与 *H.pylori* 感染具有一定的相关性，但由于各项研究所采用的诊断和疗效判断标准缺乏一致性，部分研究缺乏相应的对照，尤其缺乏干预性治疗的研究结果，因此，对于目前已有的相关研究结果应持谨慎态度。*H.pylori* 感染在人群中的普遍性特点提示，即使发现 *H.pylori* 在多种疾病的发生发展过程中，可能具有明确的甚至重要的影响作用，但它可能也只是协同因素，可能只是在这些疾病的诱发或加重中具有一定的作用。未来，对于 *H.pylori* 与胃外疾病的相关性问题，还有待于更多、更大样本的研究进一步深入探索，尤其是干预治疗对于这些疾病的相关影响性研究。

参考文献

1. MALFERTHEINER P，MEGRAUD F，O'MORAIN CA，et al.Management of Helicobacter pylori infection-the Maastricht V/Florence Consensus Report.Gut，2017，66（1）：6-30.

2. 中华医学会消化病学分会幽门螺杆菌学组 / 全国幽门螺杆菌研究协作组，刘文忠，谢勇，等 . 第五次全国幽门螺杆菌感染处理共识报告 . 胃肠病学，2017，22（6）：346-378.

3. TSAY FW，HSU PI. H. pylori infection and extra-gastroduodenal diseases.J Biomed Sci，2018，25（1）：65.

4. RAŽUKA-EBELA D，GIUPPONI B，FRANCESCHI F. Helicobacter pylori and extragastric diseases.Helicobacter，2018，23（Suppl 1）：e12520.

5. EL-SAID H，ATTALLAH AHB，ALI-ELDIN ZA. Does Helicobacter pylori infection play a role in iron deficiency anemia in hemodialysis patients? Clin Nephrol，2017，88（10）：177-180.

6. KATO S，OSAKI T，KAMIYA S，et al. Helicobacter pylori sabA gene is associated with iron deficiency anemia in childhood and adolescence.PLoS One，2017，12（8）：e0184046.

7. FLORES SE，AITCHISON A，DAY AS，et al. Helicobacter pylori infection perturbs iron homeostasis in gastric epithelial cells.PLoS One，2017，12（9）：e0184026.

8. XU MY，CAO B，YUAN BS，et al.Association of anaemia with Helicobacter pylori infection：a retrospective study.Sci Rep，2017，7（1）：13434.

9. YANG GT，ZHAO HY，KONG Y，et al.Correlation between serum vitamin B12 level and peripheral neuropathy in atrophic gastritis.World J Gastroenterol，2018，24（12）：1343-1352.

10. DAL MS，KARAKUS A，DAL T，et al.Assessment of the underlying causes of the immune thrombocytopenia：Ten years experience.J Pak Med Assoc，2017，67（7）：1004-1008.

11. JOMEN W，SATO T，MAESAWA C. Improvement in platelet count after 3rd-

line and 4th-line eradication therapy for Helicobacter pylori in patients with immune thrombocytopenia.Rinsho Ketsueki，2017，58（2）：126-131.

12. ONO Y，SHIOZAKI A，YONEDA N，et al. Effectiveness of Helicobacter pylori eradication in pregnant women with idiopathic thrombocytopenic purpura.J Obstet Gynaecol Res，2017，43（7）：1212-1216.

13. O' NEILL CM，WEITZ IC，O' CONNELL C，et al. Ethnic and racial difference in Helicobacter pylori infection in patients with immune thrombocytopenia treated at a major urban medical center.Platelets，2019，30（3）：413-417.

14. BRITO HS，BRAGA JA，LOGGETTO SR，et al.Helicobacter pylori infection & immune thrombocytopenic purpura in children and adolescents：A randomized controlled trial.Platelets，2015，26（4）：336-341.

15. YOSHIMASU T，FURUKAWA F. Eradication therapy for urticaria with high titers of anti H. pylori IgG antibody.Allergol Int，2014，63（1）：37-40.

16. EGEBERG A，WEINSTOCK LB，THYSSEN EP，et al. Rosacea and gastrointestinal disorders：a population-based cohort study.Br J Dermatol，2017，176（1）：100-106.

17. SALEH P，NAGHAVI-BEHZAD M，HERIZCHI H，et al.Effects of Helicobacter pylori treatment on rosacea：A single-arm clinical trial study.J Dermatol，2017，44（9）：1033-1037.

18. AZIZZADEH M，NEJAD ZV，GHORBANI R，et al.Relationship between Helicobacter pylori infection and psoriasis.Ann Saudi Med，2014，34（3）：241-244.

19. BAKRY OA，BASHA M，EL HEFNAWY S，et al.Relationship between

中国医学临床百家

Disease Activity and Helicobacter pylori Infection in Patients with Vitiligo.Indian Dermatol Online J, 2018, 9 (1): 59-61.

20. YU XJ, YANG X, FENG L, et al.Association between Helicobacter pylori infection and angiographically demonstrated coronary artery disease: A meta-analysis. Exp Ther Med, 2017, 13 (2): 787-793.

21. RAHMANI Y, MOHAMMADI S, BABANEJAD M, et al.Association of Helicobacter Pylori with Presence of Myocardial Infarction in Iran: A Systematic Review and Meta-Analysis.Ethiop J Health Sci, 2017, 27 (4): 433-440.

22. WANG JW, TSENG KL, HSU CN, et al.Association between Helicobacter pylori eradication and the risk of coronary heart diseases.PLoS One, 2018, 13 (1): e0190219.

23. LEE M, BAEK H, PARK JS, et al.Current Helicobacter pylori infection is significantly associated with subclinical coronary atherosclerosis in healthy subjects: A cross-sectional study.PLoS One, 2018, 13 (3): e0193646.

24. SHEN X, YANG H, WU Y, et al.Meta-analysis: Association of Helicobacter pylori infection with Parkinson's diseases.Helicobacter, 2017, 22 (5).

25. MRIDULA KR, BORGOHAIN R, CHANDRASEKHAR REDDY V, et al.Association of Helicobacter pylori with Parkinson's Disease.J Clin Neurol, 2017, 13 (2): 181-186.

26. DARDIOTIS E, TSOURIS Z, MENTIS AA, et al.H. pylori and Parkinson's disease: Meta-analyses including clinical severity.Clin Neurol Neurosurg, 2018, 175: 16-24.

27. HOU Y, SUN W, ZHANG C, et al.Meta-analysis of the correlation between Helicobacter pylori infection and autoimmune thyroid diseases.Oncotarget, 2017, 8 (70): 115691-115700.

28. PENG XG, LI YY, CHEN HT, et al.Evolution of correlation between Helicobacter pylori infection and autoimmune liver disease.Exp Ther Med, 2017, 14 (2): 1487-1490.

29. RABELO-GONÇALVES EM, ROESLER BM, ZEITUNE JM.Extragastric manifestations of Helicobacter pylori infection: Possible role of bacterium in liver and pancreas diseases.World J Hepatol, 2015, 7 (30): 2968-2979.

30. MA F, YANG Y, WANG JD, et al.Helicobacter pylori and 17β-estradiol induce human intrahepatic biliary epithelial cell abnormal proliferation and oxidative DNA damage.Hepatobiliary Pancreat Dis Int, 2017, 16 (5): 519-527.

31. WIJARNPREECHA K, CHESDACHAI S, THONGPRAYOON C, et al. Association of Helicobacter pylori with the Risk of Hepatic Encephalopathy.Dig Dis Sci, 2017, 62 (12): 3614-3621.

32. KARAKULLUKCU A, TOKMAN HB, NEPESOV S, et al.The protective role of Helicobacter pylori neutrophil-activating protein in childhood asthma.Allergol Immunopathol (Madr), 2017, 45 (6): 521-527.

33. FOUDA EM, KAMEL TB, NABIH ES, et al.Helicobacter pylori seropositivity protects against childhood asthma and inversely correlates to its clinical and functional severity.Allergol Immunopathol (Madr), 2018, 46 (1): 76-81.

34. CHEN C, XUN P, TSINOVOI C, et al.Accumulated evidence on

Helicobacter pylori infection and the risk of asthma：A meta-analysis.Ann Allergy Asthma Immunol，2017，119（2）：137-145.

35. WANG YC，LIN TY，SHANG ST，et al.Helicobacter pylori infection increases the risk of adult-onset asthma：a nationwide cohort study.Eur J Clin Microbiol Infect Dis，2017，36（9）：1587-1594.

36. PENG YH，CHEN CK，SU CH，et al.Increased risk of chronic obstructive pulmonary disease among patients with Helicobacter pylori infection：a population-based cohort study.Clin Respir J，2017，11（5）：558-565.

幽门螺杆菌与胃肠微生态

48. *H.pylori* 的发现及分子生物技术的发展，使"胃"不再是一个"无菌"器官

由于胃内胃酸的屏障作用，"胃"曾经长期被学者们认为是一个"无菌"器官，直到 1983 年 *H.pylori* 被发现和成功在体外培养，才打破了这一既往固有的观点。随着近年来分子生物技术的不断发展，如高通量测序技术及宏基因组学的发展和运用，已有越来越多的胃内微生物被发现和鉴定，包括细菌、真菌、病毒等，胃已经不再是一个"无菌"器官。目前已知的正常胃内主要菌属：普氏菌属、链球菌属、韦荣菌属、罗氏菌属、巴斯德氏菌属、梭菌属、放线菌属、奈瑟菌属、嗜血杆菌属及卟啉单胞菌属，这些菌属部分不同程度地重叠于、但部分却是有别于口腔和肠道的定植菌群。

H.pylori 感染多在儿童期获得，由于儿童免疫系统尚未发育

完善，因此，容易通过进食被 *H.pylori* 污染的水和食物、与感染者共餐、口－口接触等途径感染该菌。近年有研究显示，*H.pylori* 可通过影响人体的微生态、机械屏障和黏膜免疫等改变宿主胃肠道黏膜菌群。除了 *H.pylori* 自身毒力因子及其代谢产物的作用外，*H.pylori* 诱导的胃肠道菌群变化，可能也参与了宿主疾病的发生和发展，反之，胃肠道菌群亦可以对 *H.pylori* 在胃黏膜的定植和致病性产生影响。

49. 人体胃肠道微生态的稳定受多种因素影响

胃肠道正常菌群的主要功能之一就是抵御外源性致病微生物在胃肠道内定植。胃肠道菌群与人体相互依存，构成了胃肠道的微生态系统，这个系统对促进人体食物消化、产生维生素等营养物质、抵御外来致病菌侵入、刺激免疫系统等方面均具有重要的作用。人群的胃肠道微生态组成结构虽相对稳定，但对个体而言，除了 *H.pylori* 的存在，肠道微生物群的构成也可以通过饮食习惯、生活方式、药物使用、年龄、疾病状态、运动和遗传因素来改变。

饮食因素可显著改变胃肠道菌群的功能和组成。如动物源食品可以促进胆汁耐受细菌微生物的生长，同时厚壁菌对植物性食物多糖的处理能力减弱。在人体向高脂肪饮食转变的过程中，肠道微生物结构也同时发生了显著变化，表现为类杆菌门减少，硬壁菌门和蛋白菌门增加。红肉的消耗量不仅与肠道炎症水平有关，还与晚期结肠腺瘤和结直肠癌患者的特定微生物组相关。

药物使用是影响人体胃肠道微生态的常见因素，对胃内菌群影响较大的药物主要有质子泵抑制剂和抗生素两大类。研究发现，长期服用 PPI 药物，因胃酸分泌被长期抑制导致胃内低酸状态，胃液中细菌较无服药者明显过度生长。此外，长期服用 PPI，还会增加服药者艰难梭菌感染的风险。尽管抗生素都有其各自的抗菌谱，但只要系统性（非局部）使用抗生素，都会导致胃肠道菌群多样性产生巨大波动，引起胃肠道微生态紊乱（菌群失调），致使肠球菌过度生长，增加艰难梭菌感染风险。此外，抗抑郁药、他汀类药物和其他很多常用药物也都与独特的胃肠道菌群特征有关。

随着年龄的增长，胃肠道微生物群落多样性增加，直至成为稳定的微生物群落。胃肠道主要组成菌群包括硬壁菌、拟杆菌和放线菌，其构成受遗传因素、饮食、环境、生活方式和肠道生理的影响。研究显示，在儿童发育到 3 岁后，其肠道微生物群的组成和多样性即开始与成人相似。

运动有利于增加胃肠道微生物多样性，提高胃肠道黏膜紧密连接水平，以改善肠道屏障稳固性，减少黏膜通透性，并抑制由细胞因子触发的炎症反应，从而对胃肠道微生物群的变化产生有益的影响。

宿主的遗传因素能够影响胃肠道微生物群及其代谢表型，但环境因素在形成胃肠道微生物群方面比遗传因素更为重要。大约

20% 微生物群的人群间变异与生活方式、测量标准、饮食和药物等因素有关。

50. *H.pylori* 的存在可以引起胃肠道微生物群的剧烈变化

已有很多研究显示，*H.pylori* 感染者胃内菌群结构较健康志愿者存在较大差异。研究发现，宿主的遗传因素对胃内菌群影响较小，胃内菌群更易受环境因素（*H.pylori* 感染）影响，在 *H.pylori* 阳性患者胃内菌群中，*H.pylori* 占绝对优势地位，与 *H.pylori* 阴性者相比，阳性患者还同时伴有物种多样性明显下降的特征。来自香港地区的研究发现，在人体不同临床疾病阶段（如慢性胃炎、萎缩性胃炎肠上皮化生和胃癌），*H.pylori* 阴性样本中胃部微生物群相互作用具有协调性，而 *H.pylori* 阳性样本中胃部微生物群相互作用的协调性被破坏。*H.pylori* 感染与胃内菌群多样性呈负相关，在根除 *H.pylori* 后，胃内菌群多样性可以得到恢复，提示 *H.pylori* 与胃内其他微生物菌群之间的相互影响，在 *H.pylori* 相关性胃癌的发生发展过程中具有重要作用。

胃酸水平是影响细菌定植胃腔的重要因素，胃酸分泌的程度决定了细菌在胃内的易感性和定植成功率。*H.pylori* 对胃酸分泌的影响取决于幽门螺杆菌引起的胃炎的类型，胃窦胃炎为主时胃酸分泌增加，胃体胃炎为主或全胃炎时胃酸分泌减少。*H. pylori* 感染诱导的胃体泌酸黏膜的炎症进展、上皮萎缩及肠上皮化生性改变，不利于 *H. pylori* 的继续定植。而胃体炎症或萎缩引起的壁细胞数量降低，进而导致胃酸分泌减少、胃内 pH 升高，增加了肠道菌群发生转移的可能，增加了非 *H. pylori* 细菌定植于胃内的机会（肠道定植菌群异位定植），使得胃液中细菌的含量也随之增高。

51. H.pylori 根除治疗对胃肠道微生态的影响可以恢复

H.pylori 感染诱发胃黏膜炎症反应，导致慢性胃炎、消化性溃疡，甚至引起胃黏膜癌变。70% 的胃癌发生与 *H.pylori* 感染相关，根除 *H.pylori* 治疗可以显著降低相关胃癌的发生风险，因此，*H.pylori* 根除治疗势在必行。

目前多采用含有抗生素的联合疗法治疗 *H.pylori* 感染，虽然治疗药物可能导致宿主的胃肠道菌群发生短期的失调，但菌群多样性分析研究显示，在根除 *H.pylori* 治疗后 2 ～ 12 个月，肠道菌群的 α 和 β 多样性可逐渐恢复到根除前水平，其恢复时间因应用的治疗方案不同而存在一定的差异，益生菌的补充有利于减轻根除 *H.pylori* 治疗对胃肠道菌群的扰动。

已有多项研究显示，根除 *H.pylori* 治疗不仅可以使胃酸、促胃液素等分泌恢复正常，修复胃黏膜，还可以纠正胃肠内微生态紊乱，恢复正常胃肠道内的微环境。根除 *H.pylori* 后，胃内菌群多样性明显提升，胃肠道微生物群的组成趋向健康状态，而不是发育不良。

香港学者通过对比 *H.pylori* 根除前后慢性胃炎、肠上皮化生患者的胃黏膜活检组织细菌谱，发现根除治疗后 *H.pylori* 的相对丰度从 83.7% 降至 6.9%，非 *H.pylori* 变形菌丰度由 4.6% 升至 51.7%，其他主要菌如拟杆菌、梭杆菌、放线菌等丰度也有不同程度提升。另一项来自国内的研究显示，*H.pylori* 根除后，胃微生物群的结构发生显著变化。随着时间的推移，α 多样性增加，*H.pylori* 的相对丰度在治疗后从 70% 下降到近 0，一些有益菌（如乳酸杆菌和双歧杆菌）增多，一些潜在的致病菌却被耗尽到接近健康对照者的水平。

52. 展望

胃肠道微生态系统庞大而复杂，影响因素众多，*H. pylori* 对宿主胃的生境和免疫状态有着强大的影响，其与其他定植微生物之间相互影响，导致机体不同部位胃肠道微生物群发生改变，这些变化与 *H. pylori* 相关疾病的致病性密切相关，而宿主先天性防御因素在 *H. pylori* 对人体的潜在影响中也具有重要作用，这些因素共同导致了 *H. pylori* 感染的不同临床结局。

当胃内存在 *H.pylori* 时，*H.pylori* 在胃内微生物组成中往往占主导地位，但其丰度受共存的胃微生物群的影响。从 *H. pylori* 感染引起慢性胃炎到胃癌的发生和发展，是一个多步骤多因素参与的过程。如宿主的基础胃酸分泌状态偏低（IL-1β 高表达基因型），*H. pylori* 感染以胃体炎或全胃炎为主，由其触发的炎症级联反应可以引起慢性萎缩性胃炎，而由此导致的长期低胃酸分泌状态和高胃泌素血症，改变了胃内菌群的类别和构成，主要表现为肠道菌群在胃内的异位定植和过度生长，最终促进了胃癌的发生和发展。

H.pylori 相关疾病的各种临床表型可能主要是其致病性的结果，但最终结果也可能取决于人体内共存微生物群的网络。对 *H.pylori* 与微生物群的研究，将有助于预测和避免 *H. pylori* 相关疾病，并将为 *H. pylori* 相关研究开辟新的研究领域。

参考文献

1. COKER OO，DAI Z，NIE Y，et al.Mucosal microbiome dysbiosis in gastric carcinogenesis.Gut，2018，67（6）：1024-1032.

2. IMHANN F，VICH VILA A，BONDER MJ，et al. The influence of proton pump inhibitors and other commonly used medication on the gut microbiota.Gut Microbes，2017，8（4）：351-358.

3. LOPETUSO LR，NAPOLI M，RIZZATTI G，et al.Considering gut microbiota disturbance in the management of Helicobacter pylori infection.Expert Rev Gastroenterol Hepatol，2018，12（9）：899-906.

4. PERO R，BRANCACCIO M，LANERI S，et al.A Novel View of Human Helicobacter pylori Infections：Interplay between Microbiota and Beta-Defensins. Biomolecules，2019，9（6）：E237.

5. BRAVO D，HOARE A，SOTO C，et al.Helicobacter pylori in human health and disease：Mechanisms for local gastric and systemic effects.World J Gastroenterol，2018，24（28）：3071-3089.

6. SCHULZ C，SCHÜTTE K，KOCH N，et al.The active bacterial assemblages of the upper GI tract in individuals with and without Helicobacter infection.Gut，2018，67（2）：216-225.

7. GOTODA T，TAKANO C，KUSANO C，et al.Gut microbiome can be restored without adverse events after Helicobacter pylori eradication therapy in teenagers. Helicobacter，2018，23（6）：e12541.

8. LIOU JM，LEE YC，EL-OMAR EM，et al.Efficacy and Long-Term Safety of H. pylori Eradication for Gastric Cancer Prevention.Cancers（Basel），2019，11（5）：E593.

9. LI TH，QIN Y，SHAM PC，et al.Alterations in Gastric Microbiota After H. Pylori Eradication and in Different Histological Stages of Gastric Carcinogenesis.Sci Rep，2017，7：44935.

10. HE C，PENG C，WANG H，et al.The eradication of Helicobacter pylori restores rather than disturbs the gastrointestinal microbiota in asymptomatic young adults. Helicobacter，2019，24（4）：e12590.

幽门螺杆菌感染常用检测方法及其临床应用

    1982 年澳大利亚学者 Warren 和 Marshall 首次从胃黏膜活检组织中成功分离培养出幽门螺杆菌。*H.pylori* 是一种革兰染色阴性螺旋状细菌，其感染人体后定植于胃型上皮（胃和有胃化生的十二指肠黏膜），当环境不适合时细菌可发生球形变。*H. pylori* 可产生相对特异的尿素酶，后者可分解尿素产生氨和二氧化碳。部分 *H. pylori* 可随胃型上皮代谢脱落而失去定植，从粪便排出。*H. pylori* 可激发机体免疫反应，产生相应抗体。针对 *H. pylori* 的这些生物学特性，目前已开发出多种用于 *H. pylori* 感染检测的方法，每一种检测方法都具有其各自的特点，在临床工作中合理的结合各种方法的特点及患者个体情况而进行相关检测，有利于提高诊断的准确性，而准确的检测和诊断 *H.pylori* 感染是规范治疗 *H.pylori* 感染的前提。

中国人群既是 *H.pylori* 高感染率群体，同时也是一个对根除 *H.pylori* 感染常用抗生素高耐药的 *H.pylori* 感染群体，随着 *H.pylori* 对抗生素耐药情况的日益严重，一线根除治疗的成功率逐年降低，因此，不但要在患者接受根除治疗之前明确是否存在 *H.pylori* 活动感染，在感染者接受根除治疗后无论其症状是否缓解，均应再次进行感染的相关检测诊断，以明确 *H.pylori* 是否成功被根除。

H.pylori 感染状态分为以下 3 种形式：①从来没有过 *H.pylori* 感染，即从未感染过 *H.pylori*；②以前曾经有过 *H.pylori* 感染，目前为 *H.pylori* 阴性状态，即既往感染；③ *H.pylori* 感染目前持续存在，即现症感染。通过合理应用不同的检测方法，可以判断被检测者的 *H.pylori* 感染状态，从而有助于临床医生合理地处理相关的临床问题。

53. 常用 *H.pylori* 感染检测方法分为侵入性和非侵入性

根据检测方法取材是否需要通过内镜检查，可以将 *H.pylori* 的检测方法分为侵入性和非侵入性（表 2），前者主要包括胃黏膜标本直接涂片染色检菌、组织学染色、快速尿素酶试验、细菌培养、基于 *H.pylori* 特定基因检测（包括 PCR 检测、real time PCR 检测和基因芯片检测）等；后者主要包括尿素呼气试验、粪便抗原检测（SAT）、血清学检测等。随着内镜技术的不断发展，放大窄波长内镜、共聚焦显微内镜等在临床的推广应用，使得在体观察 *H.pylori* 感染的内镜下征象（汇集小静脉不规则排列和结节状胃炎等）成为可能，但该方法需要相关的检测设备并由经过训练的医师操作。

表 2　常用幽门螺杆菌感染检测方法特点

	侵入性 / 非侵入性	是否可行抗生素耐药性检测
组织学染色	侵入性	否
快速尿素酶试验	侵入性	否
细菌培养	侵入性	是
内镜	侵入性	否
分子学方法	侵入性 / 非侵入性	是
血清学	非侵入性	否
尿素呼气试验	非侵入性	否
粪便抗原检测	非侵入性	是

54. 不同检测方法原理不同，细菌培养是诊断 *H.pylori* 感染的"金标准"

根据各种检测方法的原理，可分为微生物学方法、形态学方法、尿素酶依赖方法、血清学方法和分子检测方法等。微生物学方法主要为细菌分离培养，该方法是诊断 *H.pylori* 感染的"金标准"；形态学方法主要包括组织病理染色、涂片染色等；尿素酶依赖方法主要包括尿素呼气试验、快速尿素酶试验（RUT）等；

血清学方法主要包括 ELISA 检测法、酶免法、乳胶凝集试验、Western-blot 法等；分子检测方法通过检测胃黏膜组织、胃液、粪便等进行。

55. 分子生物学检测在 *H.pylori* 感染检测中的应用具有良好的发展前景

随着分子生物学技术的迅猛发展，如二代测序技术的发展应用等，使分子生物学检测方法在 *H.pylori* 感染检测中的应用也越来越广泛，并显示出良好的发展前景。特别是由于分子生物学技术的高通量特性，可以在做出 *H.pylori* 感染诊断的同时，给出大量有关 *H.pylori* 对常用抗生素（尤其是对大环内酯类和喹诺酮类抗生素等）的药物敏感性等重要信息。由于分子生物学技术具有所用样品量少和检测敏感性高等特点，也使原来的许多侵入性 *H.pylori* 检测方法转变为非侵入性检测方法。

56. 不同侵入性检测方法具有不同的特点和应用方法

（1）快速尿素酶试验是临床内镜检查时最常用的 *H.pylori* 检测方法

快速尿素酶试验具有简便、快速、价廉的特点，是临床内镜检查时最常用的 *H.pylori* 检测方法，其检测结果受试剂 pH、取材部位、取材组织大小、取材组织中细菌菌量和细菌形态（螺旋形或球形)、反应时间、环境温度等因素影响。

当标本中菌量超过 10^4cfu 以上时,RUT 试验才显示阳性;当菌量 >10^6cfu 时,30 分钟内可出现阳性反应;当菌量为 $10^3 \sim 10^6$cfu 时,2 小时内可出现阳性反应;当菌量小于 10^3cfu 时检测为阴性。不同 RUT 检测试剂存在检测敏感性和特异性的差异,因此,RUT 检测结果存在假阴性或假阳性的可能;不同检测试剂,在不同时间内读取结果的敏感性和特异性存在差异;同时采取 2 块组织进行检测(胃窦和胃体),可以提高 *H.pylori* 检测的敏感性。

在临床应用中,可能会出现先接受胃镜检查的患者 RUT 试验的观察结果时间比较长,后接受检查患者 RUT 试验的观察结果时间短,从而导致后者 RUT 试验的假阴性率诊断增加,如果注意对每一例标本的观察时间都能够达到 1 ~ 2 小时以上,则可以明显降低 RUT 试验假阴性诊断的发生率。发生肠化生的胃黏膜不适宜 *H.pylori* 定植,当胃黏膜活检标本取自于肠化生黏膜时,可能会导致 RUT 试验假阴性结果。如患者胃镜检查前接受过 *H.pylori* 根除治疗或者服用过较长时间抑酸剂等影响 *H.pylori* 检测的药物,*H.pylori* 可能从胃窦移位到胃体,从而导致胃窦黏膜活检标本 RUT 试验假阴性,如果同时从胃体取活检标本进行 RUT 试验检测,可以降低检测结果的假阴性率。此外,活动性出血时、胆汁反流性胃炎由于胃内细菌负荷量减少,也会导致检测结果出现假阴性可能。

（2）组织学检测在诊断 *H. pylori* 感染同时还可以对胃黏膜病变进行诊断

不同组织学染色方法的敏感性不同，免疫组化染色敏感性高，但检测费用高；荧光原位杂交（FISH）在检测 *H.pylori* 感染的同时，还可以检测其对克拉霉素等抗生素的耐药性。特殊染色中，以 Warthin-Starry 银染阳性检出率为高，全片只要有少数几个典型的 *H.pylori* 即可诊断（包括"C"形或"S"形菌）；改良 Giemsa 染色法因方法更为简便、易操作，而被多数病理科广泛采用。美国胃肠病学会建议首先采用 H&E 染色检测 *H.pylori*，当黏膜炎症明显，尤其是伴有活动性而 H&E 染色切片未找见 *H.pylori* 时，可采用特殊辅助染色进行诊断。

某些药物可导致 *H.pylori* 发生变形（球样改变），当组织学检查发现球样菌且胃黏膜同时伴有中性粒细胞浸润时，大多数情况下这种球样菌是 *H.pylori*，结合 *H.pylori* 抗体检测，可以明确和证实是否存在 *H.pylori* 感染。应注意发生肠化生的胃黏膜表面通常无 *H.pylori* 定植，宜在非肠化生黏膜处寻找。取自溃疡底部（苔）、肿瘤的组织亦无 *H.pylori* 定植。

（3）细菌培养是 *H.pylori* 感染诊断的金标准

虽然细菌培养是 *H.pylori* 感染诊断的金标准，但该方法复杂，耗时，需一定实验室条件，组织标本转送比较困难，需要专门的转送液并保持低温，因此，该方法不适宜在基层医院推广。但是该方法可为抗原制备、药敏试验、细菌分型和致病性等研究提供研究材料，多用于科研或者服务于个体化医疗。

由于 *H.pylori* 培养的难度较大，不同实验室报道的分离阳性率差异比较大。质子泵抑制剂的应用会影响 *H.pylori* 的分离，应避免患者在检查前至少 2 周服用 PPI，在不同部位多处活检可以增加细菌分离培养的阳性率。有研究显示超低温（−70℃）保存 10 年以上的 *H.pylori* 胃黏膜活检标本还可以获得成功培养。

（4）内镜技术的发展，使内镜下观察 *H.pylori* 感染的直接或间接征象成为可能

内镜检查主要用于对胃肠道各种病变的观察和诊断，所有侵入性检测方法均需通过内镜下活检胃黏膜组织进行，放大窄波长内镜（ME+NBI）和共聚焦激光显微内镜的发展和应用有助于胃黏膜肠化生、早期胃癌发现，同时为内镜下胃黏膜的 *H.pylori* 感染直接或者间接征象的观察提供可能，但该方法的应用需要相应的设备，检查医师需要经过相关的培训，其准确性及特异性也存在较大差异。

57. 常用非侵入性检测方法中，尿素呼气试验是最受推荐的首选检测方法

2018 年发表的一项纳入了 101 项研究 11 003 例被检测者的回顾性分析研究显示：5839（53.1%）例被检测出存在 *H.pylori* 感染，在 4 种非侵入检测方法中，^{13}C- 和 ^{14}C- 尿素呼气试验的敏感性分别为 94% 和 92%，假阴性率分别为 3% 和 4.2%；血清抗

体和粪便抗原检测的敏感性分别为 84% 和 83%，假阴性率分别为 8.2% 和 8.9%，提示尿素呼气试验在检测 *H.pylori* 感染的非侵入性检测方法中具有最优的准确性和特异性。

（1）尿素呼气试验

检测 *H.pylori* 感染最好的非侵入性方法，准确性高，易于操作，可反映全胃 *H.pylori* 感染状况，可克服细菌"灶性"分布的差异，一定程度上避免了以 RUT 活检取材的点的局限性。

1）^{13}C- 尿素呼气试验：*Helicobacter* 杂志主编 Graham 教授等于 1987 年首先应用 ^{13}C-UBT 检测 *H.pylori* 感染

① DOB 值：^{13}C -UBT 对 *H.pylori* 感染的判断以 DOB 值（delta over baseline）表示，即服药后第 30 分钟时所收集样本中 $^{13}CO_2$ 的 δ‰ 值减去零时（baseline，服药前）呼气样本的 δ‰ 值之差：DOB $=$δ‰（30min）-δ‰（0min）。由于 DOB 值计算的是服药前后两次检测值的差值，因此，在临床检测报告中可以见到 DOB 值大于 0、等于 0 或小于 0（负值）几种情况，DOB 值的高低可以在一定程度上反映感染者胃内细菌定植的负荷量及其增殖活跃程度，但检测值高低与感染者疾病轻重无关。

② 检测药物剂量：从理论上讲，所给予的检测药物中 ^{13}C-尿素的含量（药物剂量）越大，δ‰（30min）值则越高，最终检测出的 DOB 值越高。如口服药物的 ^{13}C- 尿素含量低，会导致检测的敏感性降低，从而导致假阴性的结果，尤其当胃内细菌定植负荷量较低时。因此，检测时所服用药物 ^{13}C- 尿素的含量会直接

影响检测的准确性，目前国内外已批准用于临床检测药物 ^{13}C- 尿素的含量规格有 100mg、75mg、50mg、45mg，其中 75mg 规格可使用于各年龄段人群。一些国外厂家生产的 50mg 规格的检测药物一般仅用于儿童，欧洲药品评价局（EMEA）2005 年指南推荐 45mg 规格仅用于 3 ～ 11 岁儿童的检测。

2）^{14}C- 尿素呼气试验：幽门螺杆菌的发现者 Marshall 教授等于 1988 年建立了 ^{14}C-UBT，并将其用于 *H.pylori* 感染的临床检测，国内目前应用的是胶囊微量法 ^{14}C-UBT，检测方法包括液闪法、卡式法、固闪法，其中固闪法是结合了液闪法和卡式法的共同优势而研发的新检测法

① DPM 或 CPM 值：^{14}C-UBT 检测对 *H.pylori* 感染的判断以 DPM 值（disintegrations per minute）或 CPM（C 值）来表示，CPM 和 DPM 可相互转换（CPM=DPM× 探测效率）。由于检测应用的仪器设备不同，临床上可以见到不同的检测参考值，多数检测仪器采用 DPM 值，当 DPM 值≤ 99 时，判断为检测结果阴性；部分卡式法采用 CPM 值（C 值），当 C 值≤ 40 时，判断为检测结果阴性。部分仪器对 DPM 值的高低进行分级：阴性（−），阳性（+ ～ ++++）。

② ^{14}C-UBT 安全性：^{14}C 是天然存在的核素，地球中的任何生物在生命代谢中都会不断吸收 ^{14}C，而后又不断排出 ^{14}C（以有机物或二氧化碳的形式），使生命体中的 ^{14}C 与环境达到平衡。正常成年人体内约含有 18kg 的碳，其中含有的 ^{14}C 约 30 000dpm。

^{14}C-UBT 已获得放射性豁免：^{14}C-UBT 已于 2002 年获得了我国国家环保总局的放射性物质管理豁免函："含有 0.75 微居"的尿素碳 14 胶囊用于幽门螺杆菌感染体内诊断，对环境、患者和医生，其辐射影响都是非常微小的，从辐射防护角度判断都是安全的。在诊断过程中产生的废物可作为普通废物处理。因此，含有 0.75 微居的尿素碳 14 胶囊用于幽门螺杆菌体内诊断，无须采取任何防护措施。"

^{14}C-UBT 对受检者是安全的：由于尿素是人体生命代谢的终极产物，属于人体内正常成分，口服尿素不会对人体产生不良反应。而尿素形态的 ^{14}C 在体内能迅速被排出体外，做一次 ^{14}C-UBT 所用尿素含量非常小，根据尿素生物半衰期（约为 6 小时）进行推算，检测后约 2 ～ 3 天内检测药物即可完全排出人体外，无须担心 ^{14}C 残留体内的影响，备孕期的男性或女性也可以进行 ^{14}C-UBT 检测。^{14}C-UBT 对人体产生的辐射影响非常微小，几乎可忽略不计（比人体乘坐 1 小时飞机所受到的自然环境辐射剂量还要低），不会对人体造成辐射伤害。

^{14}C-UBT 对医护人员是安全的：^{14}C 释放 β 射线，该射线穿透力极弱，几张纸即可屏蔽掉该射线，因而操作的医护人员不会受到外照射影响。此外，患者服药后 1 小时内呼出气体中的 ^{14}C 平均浓度为 $5.41 \times 10^3 Bq/m^3$，不属于放射性废气，只需保持正常通风的呼气环境，对受检者及现场操作人员均无内照射影响。

^{14}C-UBT 对特殊人群（孕妇及儿童）的影响：由于做一次 ^{14}C-UBT 产生的辐射剂量仅为 1.59μSv（微西弗），该剂量非常低，对人体无危害，从理论上该检测对孕妇也无危害。但由于怀孕期间可能会受到各种外界因素的影响，而普通群众对于核医学的认知严重不足，为了避免不必要的麻烦，不建议孕妇在怀孕期间做 ^{14}C-UBT，医护人员在检测前应做好告知工作。当儿童接受含 0.75 微居微胶囊的 ^{14}C-UBT 时，其所受到的辐射剂量低于人体 1 天所受到的自然环境辐射，该试验对儿童安全，在美国儿童使用的剂量与成人相同，无须调整。

应注意 UBT 检测值接近临界值时（如 ^{13}C-UBT 检测 DOB 临界值为 4，检测结果 DOB 值为 2 ～ 6 时），检测结果不可靠，可能为假阴性或者假阳性，需择期再次检测或采用其他方法检测。胃动力异常可能导致检测结果不准确，尿素试剂经尿素酶分解产生的 HCO_3^- 需在胃肠道吸收，胃动力较强者 UBT 的峰值提前，胃动力减弱者 UBT 的峰值延迟（如存在幽门梗阻及胃轻瘫），从而出现假阴性的结果；当胃内 *H.pylori* 明显减少时，亦可出现假阴性结果；当胃内胃酸分泌减少时，可能导致假阳性或假阴性的结果。口腔细菌产生的尿素酶可影响 UBT 的检测，并可能导致假阳性的结果，通过胶囊给药、检测前刷牙清洁口腔、应用吸管服药等措施，可以避免和减少口腔产尿素酶细菌对检测结果的影响。

在 ^{13}C-UBT 检测试剂中通过添加至少 4g 的柠檬酸，可以

延缓药物尿素 ^{13}C 在胃部滞留的时间，延缓胃排空，对于某些特殊疾病或状况的患者，如严重的胃黏膜萎缩 / 肠化生、胃肿瘤、多次治疗失败、逆转抑酸剂药物影响等，可以提高检测的敏感性，但对于非特殊疾病或状况的人群酸化剂无意义。而对于 ^{14}C-UBT，Marshall 等的研究显示是否应用酸化剂试餐对检测结果的准确性无影响，因此，在 ^{14}C-UBT 检测中应用酸化剂试餐是不必要的。

（2）粪便抗原检测

经过临床验证的单克隆抗体检测试剂，具有较好的检测敏感性和特异性，可以检测 *H.pylori* 现症感染，可用于 *H.pylori* 治疗前的诊断和治疗后的复查；操作安全、简便、快速；不需要口服任何试剂，适于所有年龄和类型的患者。目前国际上认为该方法的准确性与呼气试验相当，欧洲相关指南共识重点推荐了这项检测方法。在美国进行的一项研究中，比较了 5 种 SAT 检测试剂，结果显示只有采用单克隆抗体 ELISA 法的检测结果准确性超过 90%。目前，在中国，SAT 主要用于呼气试验检测的备选方法，需注意只有经过所应用地区临床验证的试剂，才可以被应用于该地区的人群检测。

（3）血清抗体检测

可以反映一段时间内 *H.pylori* 感染状况，是唯一不受近期用药和胃内局部病变影响的检测方法。部分血清试剂盒可在判断 *H.pylori* 感染的同时检测 Cag A 和 Vac A 等毒素抗体。

不同商品试剂盒检测的准确性差异较大。*H.pylori* 根除后，血清抗体，尤其是 Cag A 抗体，可以维持数月或者数年，而对于血清抗体滴度数年持续不降者，常提示体内 *H.pylori* 感染存留；血清抗体定性检测不能用于治疗后的复查。另外，血清抗体检测可能与其他细菌抗原存在交叉反应，对于患病率低的地区，血清抗体检测阴性预测值高，而对于患病率高的地区，检测阳性预测值高。

血清学检测在如下情况下可作为现症感染的诊断手段：消化性溃疡活动出血、胃黏膜相关淋巴组织淋巴瘤、伴有弥漫性肠化生的重度萎缩性胃炎。当患者因病情不能停用影响检测的药物（如 PPI），而临床又需要明确患者是否存在 *H.pylori* 感染时，可采用血清抗体检测方法进行筛查（需采用经过验证的试剂）。对于检测阴性的患者可以初步排除 *H.pylori* 感染，有利于提示临床医生注意考虑其他可能的致病因素。如血清抗体检测结果阳性且患者需要接受 *H.pylori* 根除治疗，宜在择期应用其他现症感染检测方法（如尿素呼气试验）检测阳性时，对患者进行根除治疗。

58. *H.pylori* 对抗生素的耐药性检测有助于指导患者的个体化治疗

（1）通过细菌培养进行检测

包括琼脂稀释法、肉汤稀释法、E- 试验法、K-B 纸片法等。

（2）分子生物学检测

已有检测 *H.pylori* 对克拉霉素和喹诺酮类抗生素耐药突变基因的商品试剂盒在临床被应用，近年通过二代测序等新技术检测多种细菌耐药基因突变的方法也已经开始被应用于临床。

在有条件的情况下，如能够在患者首次治疗之前即进行细菌耐药性检测，不但可以提高根除治疗的成功率，还有利于减少对耐药抗生素的不适当应用，降低药物不良反应发生风险，减少耐药菌的产生。而对于反复治疗失败的患者，细菌耐药性检测有助于指导患者的个体化治疗。

2017 年发表的 Maastricht V 共识建议，在克拉霉素高耐药地区（耐药率 >15%），当一线治疗准备应用含有克拉霉素的方案时，建议在治疗前先进行 *H.pylori* 对克拉霉素的耐药性检测，可以采用细菌培养的耐药性检测或者分子生物学检测。当首次治疗失败后，对于不准备接受含铋剂标准四联疗法（四环素、甲硝唑方案）的患者，如患者因病情需要接受内镜检查，建议可同时进行细菌耐药性检测以指导进一步的治疗。

59. *H.pylori* 感染检测中应注意的问题

（1）不同检测试剂的准确性存在差异，任何检测方法都存在假阴性和假阳性可能，应用的试剂和方法需经过临床验证

H. pylori 是已知所有病原菌中菌株间差异最大的一种细菌，不同地域、不同人群感染菌的菌株可能在基因特征和抗原表型等

方面具有明显的差异，从而影响到相关检测方法应用结果的一致性。因此，当一种新的 *H. pylori* 检测方法被引入到一个新的人群时，需要进行充分的方法学评价，必要时还应根据特定人群中检测方法评价中发现的问题，进行针对性的方法学改进。

（2）检测结果的准确性受到操作人员和操作方法差异的影响会出现差异

不同检测方法、不同生产企业产品、不同用户对检测方法的应用都会影响 *H. pylori* 检测的效果。

（3）一些药物会影响检测结果准确性

抗生素、铋剂和某些具有治疗 *H. pylori* 作用的中药（包括含有黄连、大黄等清热解毒成分的中成药或者汤药）的应用，可导致 *H. pylori* 检测出现假阴性结果，尤其对于尿素酶依赖试验，应在停用上述药物至少 4 周后进行检测，而服用抑酸剂者应在至少停药 2 周后进行相关检测。

质子泵抑制剂具有抗 *H. pylori* 活性作用，并可以降低细菌负荷量，从而导致尿素酶依赖试验、SAT 检测出现假阴性结果。H_2 受体拮抗剂对 UBT 的敏感性也存在轻度的影响，而抗酸剂对 UBT 或者 SAT 检测的敏感性没有明显影响。

药物可致 *H. pylori* 变形（球样改变），当组织学检查发现有中性粒细胞浸润时，大多数这种球样菌是 *H. pylori*，结合 *H. pylori* 抗体检测可以明确证实被检测者是否感染 *H. pylori*。

当患者因病情需要检测而又不能停用影响 *H.pylori* 检测的药

物时，可以考虑采用血清学方法进行筛查检测。

（4）不同疾病状态对检测的结果会产生影响

消化性溃疡活动出血、胃恶性肿瘤、伴有弥漫性肠化生的重度萎缩性胃炎、胆汁反流性胃炎，由于胃内细菌负荷量减少，可能会导致检测结果假阴性。间隔一段时间或采用非尿素酶依赖试验的方法检测可取得更可靠结果。

胃黏膜存在活动性炎症时，高度提示存在 *H.pylori* 感染；活动性消化性溃疡患者，在排除 NSAIDs 和（或）阿司匹林因素后，*H. pylori* 感染的可能性 >95%。在这些情况下，如果 *H. pylori* 检测阴性，要高度怀疑假阴性可能，在不同时间或采用多种方法检测可取得更可靠结果。

胃动力异常可能导致 UBT 检测结果不准确，尿素试剂经尿素酶分解产生的 HCO_3^- 需在胃肠道吸收，胃动力较强者 UBT 的峰值提前，胃动力减弱者 UBT 的峰值延迟（如存在幽门梗阻及胃轻瘫），从而导致 UBT 假阴性的结果。

残胃者采用 UBT 检测 *H. pylori* 结果不可靠，由于受肠道其他产尿素酶细菌的影响可能出现假阳性结果，宜采用 RUT、组织学染色或者 SAT 等方法检测。

对于因消化不良症状而接受内镜检查患者，有研究显示当内镜下观察没有发现明显的可见病变时，其 *H. pylori* 的感染率与内镜下有可见病变患者无明显差异，因此，对于内镜检查没有发现明显病变的消化不良患者也应当进行 *H. pylori* 感染的相关检测。

（5）不同检测方法的敏感性和特异性在儿童及成年人中存在差异，尤其是 6 岁以下儿童

对于 6 岁以下儿童，UBT 检测的准确性降低，国际上推荐首选 SAT 方法检测。近年国际上对于儿童青少年的 *H. pylori* 感染检测及诊断趋向于更加严格和苛刻，需至少 2 种检测方法且需包含经内镜的检测方法都提示阳性，才能够诊断被检测者存在 *H. pylori* 感染。

60. 接受 *H. pylori* 根除治疗后应通过检测明确细菌是否被根除

中国人群是 *H. pylori* 高感染率群体，同时也是一个对根除 *H. pylori* 感染常用抗生素高耐药率群体，由于 *H. pylori* 对常用抗生素的耐药导致一线根除治疗的成功率逐年降低，因此，感染者在接受根除治疗后，无论其相关临床症状是否缓解，均应再次进行相关检测，以明确细菌是否被成功根除。

国内外共识均建议首选 UBT 检测判断治疗后细菌根除情况，应在患者停用根除治疗药物至少 4 周后再进行相关检测。在临床工作中应当注意，有些患者在停用根除治疗药物后，由于病情需要可能还需继续服用一些治疗药物，如 PPI、黏膜保护剂、中药等，应注意 UBT 检测前患者是否停用了这些药物及停用时间是否足够，以避免假阴性检测结果的出现。

对于停用所有药物至少 4 周后进行检测结果阴性的患者，仍

有可能出现检测结果假阴性情况，可以建议患者间隔一段时间重复检测，进一步明确细菌根除情况，尤其对于患有具有强烈根除治疗指征的 *H. pylori* 感染相关疾病（如消化性溃疡、胃黏膜相关淋巴组织淋巴瘤）患者。

参考文献

1. UOTANI T，GRAHAM DY. Diagnosis of Helicobacter pylori using the rapid urease test.Ann Transl Med，2015，3（1）：9.

2. LEE JY，KIM N.Diagnosis of Helicobacter pylori by invasive test：histology. Ann Transl Med，2015，3（1）：10.

3. MAKRISTATHIS A，HIRSCHL AM，LEHOURS P，et al.Diagnosis of Helicobacter pylori infection.Helicobacter，2004，9（Suppl 1）：7-14.

4. CALVET X，RAMÍREZ LÁZARO MJ，LEHOURS P，et al.Diagnosis and epidemiology of Helicobacter pylori infection.Helicobacter，2013，18（Suppl 1）：5-11.

5. JI R，LI YQ.Diagnosing Helicobacter pylori infection in vivo by novel endoscopic techniques.World J Gastroenterol，2014，20（28）：9314-9320.

6. WANG YK，KUO FC，LIU CJ，et al.Diagnosis of Helicobacter pylori infection：Current options and developments.World J Gastroenterol，2015，21（40）：11221-11235.

7. KORKMAZ H，KESLI R，KARABAGLI P，et al.Comparison of the diagnostic accuracy of five different stool antigen tests for the diagnosis of Helicobacter pylori infection.Helicobacter，2013，18（5）：384-391.

8. ABD RAHIM MA，JOHANI FH，SHAH SA，et al.13C-Urea Breath Test

Accuracy for Helicobacter pylori Infection in the Asian Population：A Meta-Analysis. Ann Glob Health，2019，85（1）：110.

9. CALVET X，RAMÍREZ LÁZARO MJ，LEHOURS P，et al.Diagnosis and epidemiology of Helicobacter pylori infection.Helicobacter，2013，18（Suppl 1）：5-11.

10. 中华医学会消化病学分会幽门螺杆菌学组 / 全国幽门螺杆菌研究协作组，刘文忠，谢勇，等 . 第五次全国幽门螺杆菌感染处理共识报告 . 胃肠病学，2017，22（6）：346-378.

11. LAHNER E，ESPOSITO G，ZULLO A，et al.Gastric precancerous conditions and Helicobacter pylori infection in dyspeptic patients with or without endoscopic lesions.Scand J Gastroenterol，2016，51（11）：1294-1298.

12. KWON YH，KIM N，LEE JY，et al.The Diagnostic Validity of Citric Acid-Free，High Dose（13）C-Urea Breath Test After Helicobacter pylori Eradication in Korea.Helicobacter，2015，20（3）：159-168.

13. MALFERTHEINER P，MEGRAUD F，O'MORAIN CA，et al.Management of Helicobacter pylori infection-the Maastricht V/Florence Consensus Report.Gut，2017，66（1）：6-30.

14. Best LM，Takwoingi Y，Siddique S，et al.Non-invasive diagnostic tests for Helicobacter pylori infection.Cochrane Database Syst Rev，2018，3：CD012080.

15. 沈维祥，胡泽斌，陈春峰，等 . TaqMan-MGB 荧光探针法检测北京地区幽门螺杆菌 gyrA 基因第 87 位密码子和第 91 位密码子耐药突变 . 中国医药生物技术，2017，12（4）：325-329.

16. 李江，陈春峰，沈维祥，等 . 突变阻滞扩增系统快速检测胃黏膜中幽门螺杆菌对克拉霉素耐药性的可行性 . 中华消化杂志，2017，37（9）：593-597.

幽门螺杆菌感染治疗常用药物及其合理应用

　　临床常用根除幽门螺杆菌的治疗方案主要包括：三联疗法，质子泵抑制剂联合两种抗生素；含铋四联疗法，PPI 加铋剂，联合两种抗生素；序贯疗法，标准序贯疗法是指先予 PPI 加阿莫西林 5 天，然后再予 PPI 加克拉霉素和甲硝唑 5 天，临床上在标准序贯疗法基础上还演化出一些复杂序贯疗法；伴同疗法（不含铋剂的四联疗法），PPI 联合三种抗生素。由于序贯疗法和伴同疗法主要适用于没有铋剂的国家和地区，而中国可以应用铋剂，因此，这两种方案通常不适合在国内应用，国内的相关诊疗共识和指南也未推荐该方案用于我国人群幽门螺杆菌的治疗。

　　大剂量二联疗法（优化二联疗法）：大剂量质子泵抑制剂联合阿莫西林的疗法。近年有研究显示，该疗法在亚洲人群中可以获得较好的疗效，美国 2018 年颁布的相关临床指南将该疗法列入补救治疗方案中。

　　用于幽门螺杆菌根除治疗的常用抗生素包括：阿莫西林、克拉霉素、硝基咪唑类（如甲硝唑、替硝唑）、氟喹诺酮类（如左氧氟沙星、莫西沙星）、呋喃唑酮、四环素等。国际共识推荐的利福布汀，考虑到中国结核病的发病及结核菌耐药问题，中国共识没有将其推荐用于幽门螺杆菌的根除治疗。

　　细菌对抗生素耐药是导致幽门螺杆菌根除治疗失败的主要原因，而医生对患者治疗方案选择的不合理也是导致患者治疗失败的重要原因，了解药物特性，合理而个体化地选择治疗方案，是患者获得根除治疗成功的关键。本节内容将从不同方面阐明，在不同情况下，如何选择不同的抗生素组合，以及如何合理应用PPI 和铋剂。

61. 了解各种抗生素的特点有利于合理地制订治疗方案

　　（1）阿莫西林

　　①阿莫西林在幽门螺杆菌感染治疗中的应用

　　阿莫西林是一种半合成广谱青霉素，属于氨基青霉素类，在幽门螺杆菌感染的治疗中，是最常应用的抗生素，其可与多种不同的抗生素联合应用，组成三联或四联疗法及大剂量二联疗法。对青霉素过敏、不能应用阿莫西林是导致很多幽门螺杆菌感染者不能获得成功根除的重要原因之一。

② 阿莫西林的抗菌作用机制及其代谢

阿莫西林通过与细菌的青霉素结合蛋白（PBPs）结合，干扰细菌细胞壁的合成，使细菌迅速成为球形体而破裂溶解，从而起到抗菌作用。阿莫西林口服后主要经胃肠道吸收，部分在肝内代谢。约 60% 的口服药量于 6 小时内以原形经肾脏随尿液排出，20% 以青霉噻唑酸随尿液排出，部分药物可经胆汁排泄。

③ 应用阿莫西林克拉维酸钾治疗幽门螺杆菌感染未被推荐

很多细菌通过产生 β 内酰胺酶而对青霉素发生耐药，克拉维酸钾是 β 内酰胺酶抑制剂，可以克服可产生 β 内酰胺酶细菌对青霉素的耐用性，因此，阿莫西林克拉维酸钾复合制剂对于可产生 β 内酰胺酶的耐药细菌，比阿莫西林具有更好的抗菌作用。

目前研究认为，幽门螺杆菌并不产生 β 内酰胺酶，其对青霉素产生耐药性的机制主要是通过青霉素结合蛋白的突变而发生，与 β 内酰胺酶无关，因此，根据幽门螺杆菌的耐药机制，在方案中应用 β 内酰胺酶抑制剂从理论上讲应当不会有更多的获益。

联合应用 β 内酰胺酶抑制剂会增加药物导致肝损害的风险。另外，如果在治疗幽门螺杆菌的方案中应用阿莫西林克拉维酸钾复合制剂，为了达到足够的阿莫西林治疗剂量，会导致克拉维酸钾的应用剂量增大，从而进一步增加了药物性肝损害的风险。目前国内外共识中推荐用于幽门螺杆菌感染的药物是阿莫西林，尚未有共识推荐应用阿莫西林克拉维酸钾治疗幽门螺杆菌感染。

④质子泵抑制剂影响阿莫西林对幽门螺杆菌的抗菌作用

阿莫西林对于幽门螺杆菌的抗菌作用具有 pH 依赖作用，只有胃内 pH 增高时（pH ＞ 5），阿莫西林才能够具有较好的抗幽门螺杆菌作用，因此，在治疗幽门螺杆菌感染的方案中，抑制胃酸分泌作用的质子泵抑制剂具有重要作用。

人体肝脏对质子泵抑制剂代谢基因型的差异（CYP2C19 基因），会导致不同患者之间质子泵抑制剂的疗效差异，从而进一步影响抗生素对幽门螺杆菌的根除疗效。快代谢基因型患者，质子泵抑制剂的抑制胃酸作用明显低于慢代谢型患者，增加抑酸剂的剂量或者在治疗方案中选择受 CYP2C19 基因代谢型影响较小的质子泵抑制剂均可以提高疗效。

⑤ 如何评估是否对阿莫西林过敏

由于幽门螺杆菌对阿莫西林不易产生原发或继发耐药性，因此，在治疗幽门螺杆菌感染的多数治疗方案组合中都含有阿莫西林，无法使用阿莫西林是导致很多患者多次治疗失败的重要原因。

2017 年颁布的美国胃肠病学指南指出：有青霉素过敏史的大多数患者并没有真正的青霉素超敏反应。一线治疗失败后，应考虑转介他们接受过敏测试，绝大多数患者最终可以安全的接受含阿莫西林的补救方案。

⑥ 阿莫西林常见不良反应

常见的过敏反应为皮疹，多数患者停药后皮疹可经过抗过敏治疗或者逐渐自行消退，肾功能严重损害患者应当慎用。

（2）克拉霉素

① 克拉霉素在幽门螺杆菌感染治疗中的应用

克拉霉素是一种14元环大环内酯类广谱抗生素，在幽门螺杆菌感染的治疗中，克拉霉素多与阿莫西林联合应用组成三联或四联疗法。有些医生在临床工作中，可能会处方阿奇霉素替代克拉霉素，国内外关于幽门螺杆菌感染处理相关共识中推荐用于治疗幽门螺杆菌的大环内酯类抗生素主要为克拉霉素，临床观察研究发现，阿奇霉素较克拉霉素更容易导致肝损害的发生或者诱发心律失常。

② 克拉霉素的抗菌作用机制及其代谢

克拉霉素与细菌50s核糖体亚基结合，通过阻断转肽作用和mRNA移位而抑制细菌蛋白质的合成，从而起到抗菌作用。药物主要由肝脏代谢，以原形或代谢物形式经粪、尿两个途径排出。

克拉霉素对幽门螺杆菌的抗菌作用具有"全或无"的特点，当幽门螺杆菌对克拉霉素敏感时，克拉霉素对幽门螺杆菌具有完全抗菌作用；当幽门螺杆菌对克拉霉素耐药时，克拉霉素对幽门螺杆菌则完全无抗菌作用。幽门螺杆菌对克拉霉素容易产生继发耐药性，如果既往治疗中曾经使用过克拉霉素而根除失败，再次治疗时除非有药物敏感试验提示细菌对克拉霉素敏感，否则不宜在方案中重复选用克拉霉素。

③克拉霉素常见不良反应

常见不良反应为胃肠道反应（2%～3%），如恶心、呕吐、腹痛、腹泻、味觉改变（主要表现为口苦）等，少数患者用药后可出现肝功能异常、头晕、头痛等。肝功能不全患者、中度至重度肾功能不全患者须慎用；某些心脏疾病患者，如心律失常、心动过缓、QT 间期延长、缺血性心脏病、充血性心力衰竭，应慎用或禁用。

④ 临床应用中须注意大环内酯类抗生素与药物之间的相互作用

大环内酯类抗生素与其他药物相互作用机制大致可分为两类：一类发生在肝脏，通过抑制 CYP3A4 而使受变药物代谢受阻；另一类发生在肠道，通过抑制肠道菌群从而使受变药物分解代谢受阻。同时，此类药物具有促胃肠动力作用，可使胃肠道蠕动亢进，吸收面积增大，均可使受变药物作用增强。临床所见药物相互作用大多数属于第一类。属于第二类的仅有溴隐亭、地高辛、环孢素等。

一般 14 元环的克拉霉素、红霉素等与 CYP3A4 形成复合物的作用最强，发生的不良反应也最严重；罗红霉素和 16 元环的交沙霉素、螺旋霉素等次之；最弱者为 15 元环的阿奇霉素和 14 元环的地红霉素等。

克拉霉素是 CYP3A4 的强抑制剂，其与他汀类药物合用时可增加他汀类药物导致的肌病／横纹肌溶解风险（表 3）。克拉霉素还可抑制 CYP2D6 介导的抗精神病药物——匹莫齐特的代谢而导致心脏毒性。

⑤警惕阿奇霉素严重不良反应

2013 年美国 FDA 提示广泛应用阿奇霉素，可能引起致命性心律失常。此外，阿奇霉素也是导致慢性药物性肝损害的常见药物之一。

表 3　克拉霉素与他汀类药物的相互作用

他汀药物	应用建议	相互作用机制
洛伐他汀	停用	抑制代谢酶 CYP3A4 及有机阴离子转运多肽 OATP1B1
辛伐他汀	停用	
阿托伐他汀	剂量不超过 20mg/d	
普伐他汀	剂量不超过 40mg/d	抑制有机阴离子转运多肽 OATP1B1
匹伐他汀	加强监测	
氟伐他汀	可以合用	抑制有机阴离子转运多肽 OATP1B1
瑞舒伐他汀	可以合用	抑制有机阴离子转运多肽 OATP1B1

（3）左氧氟沙星

①左氧氟沙星在幽门螺杆菌感染治疗中的应用

左氧氟沙星属于氟喹诺酮类抗生素，在幽门螺杆菌感染的治疗中，其多与阿莫西林联合应用，组成三联或四联疗法。在2016 年颁布的关于幽门螺杆菌感染诊疗欧洲指南及 2017 年颁布的中国相关指南，均建议将含有左氧氟沙星的治疗方案用于二线治疗，而不再推荐将其用于一线治疗方案。

② 左氧氟沙星的抗菌作用机制及其代谢

左氧氟沙星为氧氟沙星的左旋异构体，通过作用于细菌 DNA 旋转酶的 A 亚单位，抑制细菌 DNA 合成及复制而杀菌，因其具有广谱抗菌作用而在临床中被广泛应用。药物吸收后可广泛分布于体内，给药后 48 小时药物以原形经肾脏从尿中排出给药量的 80% ~ 86%，肾功能损害者排出减少，2% 自粪便排出。

③ 左氧氟沙星常见药物不良反应

最常见不良反应是消化道症状，饭后半小时服用可降低其发生率。其他如失眠、头痛、头晕等。将 1 天药物剂量早上顿服，可以提高药物的抗菌效果。由于喹诺酮类药物可致关节软骨病变，故 18 岁以下者应尽量避免应用。心律失常、肝肾功能受损者、有中枢神经系统疾病史者、高龄患者慎用。癫痫病史患者禁用。

基于下述一些原因，2016 年美国 FDA 建议不要将氟喹诺酮类抗生素用于一线治疗，2017 年中国 FDA 也提出类似建议，在药物说明书中增加了黑框警告：

• 广泛耐药

• 不良反应：难辨梭菌感染，肌腱病（肌腱炎，肌腱断裂），关节病，QT 间期延长（可诱发严重心律失常），视网膜病变，中枢和周围神经系统毒性（可能无法逆转或永久存在）、糖代谢紊乱、因药物的神经肌肉阻滞作用而加重重症肌无力症状等。

④ 临床应用喹诺酮类药物时需注意的问题

• 避免阳光直射：阳光直射可能导致皮肤光敏反应，瘙痒性红斑，水肿，水泡，严重引起皮肤脱落、糜烂。

• 多饮水：由于该类药物主要经肾脏排出，其在尿液中溶解度降低时可结晶析出，引起结晶尿、血尿，甚至诱发急性肾功能衰竭。

• 警示：当出现以下相关症状时应及时就医，如肌腱、关节、肌肉疼痛，皮肤针刺样痛或刺痛感，精神错乱和幻觉。

（4）甲硝唑

① 甲硝唑在幽门螺杆菌感染治疗中的应用

甲硝唑属于硝基咪唑衍生物，对大多数厌氧菌具有良好的抗菌作用，其可分别与阿莫西林、四环素、克拉霉素等抗生素联合应用，组成三联或四联疗法用于幽门螺杆菌感染的治疗，其中甲硝唑与四环素组合的铋剂四联疗法，在国际上被称为标准或者经典四联疗法。除甲硝唑外，也有些医生应用替硝唑等治疗幽门螺杆菌感染，在国内外关于幽门螺杆菌感染诊疗的共识中，推荐用于幽门螺杆菌感染治疗的硝基咪唑类抗生素主要是甲硝唑。

② 甲硝唑的抗菌机制及其代谢

甲硝唑通过抑制细菌脱氧核糖核酸的合成，干扰细菌的生长、繁殖，最终导致细菌死亡。甲硝唑对缺氧环境下生长的细菌和厌氧微生物具有杀灭作用。甲硝唑部分在肝脏代谢，其在人体内还原时生成的代谢产物也具有抗厌氧菌作用。60% ～ 80% 的药物可随尿液排出，其中约 20% 以原形药排出，其余以代谢产物形式排出。另有 10% 药物从粪便排出，14% 药物从皮肤排出。

③ 甲硝唑常见药物不良反应

甲硝唑的不良反应中，以胃肠道症状最常见，常见不良反应包括恶心、呕吐、头痛、食欲不振、腹部绞痛、腹泻、便秘、味觉改变、口干、舌炎、尿色变红等，通常不影响治疗。肝功能不全患者应慎用甲硝唑。活动性中枢神经疾患者、血液病患者禁用甲硝唑。甲硝唑可通过胎盘进入乳汁，孕妇及哺乳期妇女禁用。

神经毒性：大剂量甲硝唑可透过血脑屏障，具有神经毒性，可引起癫痫发作、周围神经病变（主要表现为肢体麻木、感觉异常），如患者出现神经系统症状，应当停药或更换药物。

双硫仑反应：甲硝唑与酒精会发生双硫仑反应，在服药期间及停药后 7 日内避免饮酒及与含有酒精的药物合用。

④ 临床应用甲硝唑治疗幽门螺杆菌感染时需注意的问题

幽门螺杆菌对甲硝唑耐药率较高，但由于甲硝唑属于抗厌氧菌类抗生素，体外药物敏感试验的结果并不能完全反映体内的情况；增加甲硝唑的给药剂量，可以克服低－中度耐药菌对抗生素的耐药性，提高根除率。既往临床应用甲硝唑的常规剂量为 400mg，每天 2 次，而增加给药频率至每天 3 ～ 4 次，可以提高疗效，但在增加药物剂量的同时，药物相关不良反应的发生风险也相应增加，在临床应用中，应注意监测患者的用药情况。

（5）四环素

① 四环素在幽门螺杆菌感染治疗中的应用

四环素（盐酸四环素）属于四环素类广谱抗生素。在幽门螺杆菌感染的治疗中，当其与甲硝唑联合应用时组成铋剂四联疗法，该疗法在国际上被称为"经典或标准四联疗法"；在中国四环素还可与呋喃唑酮联合应用，组成含铋剂四联疗法。

基于国内的多中心临床研究结果，2017 年颁布的《第五次全国幽门螺杆菌感染处理共识报告》中新推荐了四环素与阿莫西林联合的铋剂四联疗法。由于四环素的可获得性问题，近年有研究应用多西环素或米诺环素替代四环素，用于幽门螺杆菌的根除治疗。

② 四环素的抗菌作用机制及代谢

四环素为快速广谱抑菌剂，高浓度时对某些细菌呈杀菌作用。四环素可特异性地与病原微生物核糖体 30s 亚基的 A 位置结合，阻止氨基酰 -tRNA 在该位置的联结，从而抑制肽链的增长，影响细菌或其他病原微生物的蛋白质合成。

四环素口服吸收不完全（60% ～ 70%），其口服吸收受金属离子影响，后者可与四环素形成络合物使其吸收减少。四环素吸收后广泛分布于体内组织和体液中，并可透过胎盘和进入乳汁。四环素主要自肾小球滤过，经肾小管分泌随尿液排出，少量药物经胆汁分泌至肠道排出。

③四环素的常见药物不良反应

8 岁以下儿童使用四环素可致恒牙黄染、牙釉质发育不良和骨生长抑制，因此，8 岁以下儿童禁用本药。原有肝病患者或肝功能不全者、已有肾功能损害者需慎用本药。

④ 如何合理应用四环素治疗幽门螺杆菌感染

1981 年 10 月，在幽门螺杆菌尚未被成功分离培养的前夕，幽门螺杆菌的发现者、2015 年诺贝尔生理和医学奖获得者马歇尔教授，应用四环素成功地治愈了 1 例幽门螺杆菌感染老年患者，使患者的难治性腹痛获得了完全缓解。

四环素与甲硝唑组合的经典铋剂四联疗法：曾经在国际共识中主要被推荐用于幽门螺杆菌感染的补救治疗。近年随着幽门螺杆菌对抗生素耐药问题的日益严重，该疗法已被国内外共识推荐可用于幽门螺杆菌感染的一线治疗，对于因青霉素过敏而不能应用阿莫西林的患者，该方案被推荐用于青霉素过敏患者的一线治疗。为了方便患者服药，提高患者服药的依从性，目前国际上已有同时含有四环素、甲硝唑和铋剂的复合制剂药物用于临床治疗，中国的同类产品目前还尚未上市。

四环素与呋喃唑酮组合的含铋剂四联疗法：呋喃唑酮最早是由中国医生发现的可以治疗幽门螺杆菌感染的抗生素，这是一个非常具有中国特色的治疗方案。由于国外一些国家和地区不能应用呋喃唑酮，因此，国际相关指南中没有推荐这个方案。目前四环素和呋喃唑酮，在国内临床其他科室中几乎已不再应用。幽门螺杆菌对四环素和呋喃唑酮的耐药率很低，且幽门螺杆菌对四环素和呋喃唑酮均不容易产生继发性耐药，因此，从细菌耐药角度分析，该方案应当是目前推荐的各方案中根除率最高的方案。但是由于药物的不良反应问题，该方案可能也是所有推荐方案中不良反应最大的方案，该方案可导致患者发生药物热，当服药期间患者出现发热症状时，须立即停药。

四环素与阿莫西林组合的含铋剂四联疗法：在阿莫西林的药品说明书中，明确提示阿莫西林与四环素由于二者抗菌机制存在拮抗作用，二者合用属于配伍禁忌。既往国外有研究显示，四环素与阿莫西林组合的三联疗法疗效不稳定（幽门螺杆菌根除率最低可至 20%)，因此，该疗法在国际上一直存在争议，国际相关指南中尚未推荐四环素与阿莫西林组合的治疗方案。2017 年颁布的《第五次全国幽门螺杆菌感染处理共识报告》中，推荐了四环素与阿莫西林的含铋剂四联疗法，这项推荐是基于一项国内的多中心临床研究良好结果，其疗效还有待于更多的临床实践加以验证。

（6）呋喃唑酮

① 呋喃唑酮在幽门螺杆菌感染治疗中的应用

呋喃唑酮为人工合成的硝基呋喃类抗菌药。在所有治疗幽门螺杆菌感染的抗生素中，呋喃唑酮是最具有中国特色的抗生素。呋喃唑酮多与阿莫西林或四环素组成三联或四联疗法用于幽门螺杆菌感染的治疗，由于幽门螺杆菌对这几种抗生素人群耐药率均较低，因此，含有这几种抗生素治疗方案的成功根除率多相对较高。

早在 20 世纪 70 年代初，中国学者就已经报道了应用呋喃唑酮治疗消化性溃疡的疗效，在随后的十几年中，中国数以千计的胃病患者接受了呋喃唑酮的治疗，以至于至今民间还有着偏方（呋喃唑酮——痢特灵）治疗胃病的流传。1982 年，北京大学第三医院郑芝田教授曾采用呋喃唑酮（200mg，每日 3 次，疗程 2 周）治疗消化性溃疡，73% 的患者获得治愈，其疗效显著高于安慰剂对照组（24%）。由于当时还没有发现幽门螺杆菌，因此，中国学者虽然发现了呋喃唑酮可以治疗胃病，但对其疗效机制并没有考虑到胃病是由于细菌感染所致，因此，非常遗憾的使中国医生与诺贝尔奖擦肩而过。

② 呋喃唑酮的抗菌机制及其代谢

呋喃唑酮可被敏感菌还原成活性产物，抑制乙酰辅酶 A 等多种酶干扰细菌的核糖体蛋白及其他大分子蛋白，导致细菌代谢紊乱并损伤细菌 DNA。

呋喃唑酮口服吸收较少，仅为给药的 5%，药物在肠内可保持较高浓度，药物吸收部分主要随尿液排出体外，可使尿液呈橘红色。

③ 关注呋喃唑酮的药物不良反应

呋喃唑酮常见不良反应有胃肠道症状（如恶心、呕吐、食欲减退），偶可发生头痛、头晕、嗜睡等症状。药物过敏反应以皮疹、药物热等症状较常见。肾功能不全、支气管哮喘、葡萄

糖 -6- 磷酸脱氢酶缺乏症患者需慎用。药物过量时（如单日剂量超过 400mg），可发生多发性神经炎。服药期间同时服用维生素 B1、B6 等，可能可以减少呋喃唑酮导致的不良反应。

④ 关注药物 - 食物相互作用

食物：呋喃唑酮有单胺氧化酶抑制作用，其与含有较多酪氨的食物同时服用时，可导致血压升高，因此，服药期间不宜食用含有较多酪氨的食物，如腌肉、熏肉、奶酪、蚕豆、扁豆、鸡肉、动物肝脏等。

酒精：呋喃唑酮可抑制乙醛脱氢酶，与乙醇（酒精）合用可导致双硫仑反应，出现皮肤潮红、瘙痒、发热、头痛、恶心、腹痛、心动过速、血压升高、胸闷等症状，服用期间及停药后 7 日内不宜饮酒或含有酒精的饮料及药物（如某些含酒精的糖浆）。

62. 地区细菌对抗生素的耐药流行情况影响治疗方案的选择及其疗效

目前在多数大城市，幽门螺杆菌对抗生素的耐药率逐年上升，其中以硝基咪唑类抗生素耐药率最高，耐药率高的地区其可以接近 80%；其次为克拉霉素和氟喹诺酮类，可以达到 20% ～ 40%，甚至更高；幽门螺杆菌对阿莫西林、呋喃唑酮和四环素的耐药率多处于较低水平，但近年幽门螺杆菌对阿莫西林的耐药率也开始增高。

国际共识建议，对于地区耐药率超过 20% 的抗生素，不宜使用或者最好在应用抗生素前进行细菌药物敏感性试验，虽然幽门螺杆菌对克拉霉素的耐药率在国内很多大城市都较高，但由于目前没有更适合的新药可以用于幽门螺杆菌的根除治疗，同时很多地区无法开展细菌对抗生素耐药性的检测，因此，目前克拉霉素还是常被用于首次治疗方案。

近年，国内有几项关于优化大剂量二联疗法的研究结果显示，将该疗法用于幽门螺杆菌根除治疗的一线方案，其疗效与含铋剂四联疗法相当。

63. 合理选择抗生素组合对提高疗效具有重要意义

除优化大剂量二联疗法外，无论选择三联还是四联疗法，都需要选择两种抗生素组合在一起组成一个方案，建议根据以下原则进行选择。

（1）避免重复选择容易产生继发性耐药的抗生素

克拉霉素、氟喹诺酮类（左氧氟沙星）、硝基咪唑类（甲硝唑），幽门螺杆菌对这类抗生素容易产生继发性耐药，如果患者既往治疗方案中应用过这些抗生素，再次治疗时，除非有药物敏感试验的结果提示该患者的幽门螺杆菌菌株对该抗生素敏感，否则不宜重复使用这类抗生素，尤其对于具有"全活无"抗菌特性的克拉霉素和左氧氟沙星。

（2）阿莫西林

幽门螺杆菌对阿莫西林不容易产生继发性耐药，可以在不同的治疗方案中重复选择应用该药，如阿莫西林联合克拉霉素、阿莫西林联合硝基咪唑类、阿莫西林联合氟喹诺酮类、阿莫西林联合呋喃唑酮，以上的组合相当于提供了四种不同的治疗方案。

（3）青霉素过敏患者

由于不能使用阿莫西林，使得适合这类患者的治疗方案极为有限，对于这类患者可以使用的抗生素组合有四环素联合甲硝唑、四环素联合呋喃唑酮、克拉霉素联合甲硝唑、克拉霉素联合呋喃唑酮，氟喹诺酮类联合呋喃唑酮。其中四环素联合甲硝唑方案、四环素联合呋喃唑酮的方案均有相关临床研究验证其疗效。考虑到细菌对抗生素的耐药问题，目前国际上推荐可将四环素联合甲硝唑的经典铋剂四联方案用于青霉素过敏患者的一线治疗，在选择抗生素组合方案时，应注意避免重复使用相同的抗生素。近年一些临床研究中，应用头孢菌素类抗生素（如头孢呋辛）替代阿莫西林，显示出了较好的疗效。

（4）关注药物的不良反应

在选择抗生素时，应注意患者的各种基础疾病及年龄、体重、肝肾功能情况等，参考不同抗生素的禁忌证和慎用指征，合理选择合适的抗生素。

64. 不同 PPI 的选择及其应用可能对根除疗效具有一定的影响

（1）具有 pH 依赖特点的抗生素

由于幽门螺杆菌在几乎中性的 pH（6 ～ 7）时进入复制阶段，而在酸性 pH（3 ～ 6）时，会变成其球状体。球状体对抗生素具有抗性，因此，当需要进行基于抗生素的根除治疗时，使用 PPI 提高胃内 pH 对幽门螺杆菌的根除治疗至关重要。阿莫西林、克拉霉素、四环素等抗生素对幽门螺杆菌的抗菌作用具有较强的 pH 依赖性，pH 越高，其抗幽门螺杆菌作用越强。因此，在治疗幽门螺杆菌感染的方案中，尤其当采用含有上述抗生素的方案时，PPI 的应用具有重要的作用。

（2）不同 PPI 对治疗效果的影响

人体对 PPI 的代谢具有不同的 *CYP2C19* 基因型，分为快代谢型、慢代谢型和中间型，快代谢型者的治疗效果受 PPI 选择的影响最大，在治疗中应用受 *CYP2C19* 基因代谢型影响较小的药物、增加 PPI 的给药剂量，可以提高对这类患者的治疗效果。对于多数患者，不同的 PPI 对治疗疗效的影响不大，对于治疗失败的患者，再次治疗时可以考虑更换不同的 PPI、选择受 *CYP2C19* 基因代谢型影响较小的 PPI，可以提高疗效。

（3）PPI 剂量及给药时机对治疗效果的影响

增加 PPI 的给药剂量或者给药频次，可以在一定程度上提高幽门螺杆菌的根除率。在治疗之前应用 PPI 预处理，可能会影响疗效，因此，不建议在给予抗生素治疗之前应用 PPI。

65. 铋剂的应用

铋剂（如枸橼酸铋钾、胶体果胶铋等）可以增加幽门螺杆菌对抗生素的敏感性，含有铋剂的四联疗法的根除率高于 PPI 三联疗法，对于幽门螺杆菌对抗生素耐药严重的地区，目前国内外共识都推荐首选含铋剂的四联疗法。目前临床常用的铋剂有枸橼酸铋钾、胶体果胶铋等。

（1）铋剂的常见不良反应

常见不良反应有黑粪（停药后 1 ~ 2 日可恢复正常），胃肠道症状，头晕、头痛、失眠等。对于中枢神经系统疾病、老年患者，需注意药物导致脑病可能。

（2）哪些患者不宜应用铋剂

肾功能不全者禁忌；肝功能不全者及中枢神经系统疾病患者需慎用。

（3）铋剂应用过程中的注意事项

①不宜长期连续应用：连续应用不宜超过 2 个月，长期服药患者应注意体内铋的蓄积，注意长期大剂量服用可能导致肾脏毒性。

②过敏反应：部分患者可能对铋剂过敏，常见表现为皮疹。

66. 治疗时机的选择

（1）何时可以直接开始根除治疗

对于需要接受根除治疗的患者，当幽门螺杆菌感染相关检测证实存在细菌活动性感染时，即可以开始治疗。

（2）何时应暂缓进行根除治疗

治疗前服用过 PPI、铋剂、抗生素、某些对幽门螺杆菌有治疗作用的中药等，由于这些药物可能导致细菌发生球形变，此时如进行根除治疗，根除率低并且容易导致细菌耐药，可以待患者症状缓解停药后，择期复查呼气试验，当呼气试验提示阳性后再开始对患者进行幽门螺杆菌根除治疗。

67. 微生态制剂的应用为根除治疗提供了新的思路

微生态疗法是指应用可拮抗病原菌活性的活菌制剂，维持人体正常胃肠道菌群、提高正常菌群定植抗力、促进微生态平衡以治疗细菌感染。微生态制剂是指含有活菌和死菌包括菌体组分和产物或是仅含活菌体和死菌体的微生物制剂，包括益生菌、益生元和合生元。根据制剂所含细菌的存活与否分为活菌制剂和失活菌制剂，目前临床应用的大部分是活菌制剂。

随着抗生素的广泛使用，*H.pylori* 对抗生素的耐药性问题日趋严重，导致了常用治疗方案根除率的下降。益生菌具有增强黏膜屏障、维持肠道正常菌群和减轻抗生素治疗不良反应的作用，近年来对于益生菌拮抗 *H.pylori* 的研究报道逐渐增多，从体外抑菌试验、动物试验到临床体内有效性试验研究等各个层面进行了研究和报道，为 *H.pylori* 治疗提供了新的思路。

微生态制剂用于 *H.pylori* 根除的辅助用药的可行性已得到许多研究的证实，在治疗方案中添加益生菌，除了可以减轻抗生素的不良反应，还可以提高患者治疗的依从性，甚至根除治疗的疗效。但是，目前关于微生态制剂在抗 *H.pylori* 临床应用方面仍存在很多有待解决的问题，如许多机制尚未阐明、益生菌的作用部位、何种益生菌对 *H.pylori* 抑制效果最佳等，还需要更多的临床研究以提供更确切的循证医学证据。未来微生态制剂有可能会成为预防及治疗 *H.pylori* 相关疾病的一项重要手段。

68. 中医药在治疗 *H.pylori* 感染相关疾病中的临床应用

中医药在治疗 *H.pylori* 感染相关疾病中具有独特的优势，临床中常用的治疗 *H.pylori* 感染的中药主要包括复方汤剂和中成药。已有很多研究应用中医药治疗 *H.pylori* 感染。中医药在发挥直接抗 *H.pylori* 作用的同时，还可以提高 *H.pylori* 根除率、有效改善临床症状、促进病理损伤的修复、减少治疗中的不良反应、减轻胃肠道菌群失调等。

从中医药中寻求高效、低毒、价廉的抗 *H.pylori* 疗法，是一个值得思考与探索的新路径，但中医药治疗 *H.pylori* 感染的适应证、方药、配伍、剂量、疗程等存在如何标准化的问题，这在一定程度上限制了中医药在 *H.pylori* 感染治疗领域的应用。

69. 延长治疗疗程可以提高疗效

近年来，国内外各指南建议幽门螺杆菌根除治疗的疗程一般为 10 ～ 14 天，适当延长疗程可以提高根除率，但在延长治疗疗程时，医生应注意密切监测药物的不良反应，尤其是抗生素所导致的各种不良反应。

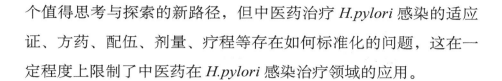

参考文献

1. MALFERTHEINER P，MEGRAUD F，O'MORAIN CA，et al.Management of Helicobacter pylori infection-the Maastricht V/Florence Consensus Report.Gut，2017，66（1）：6-30.

2. 中华医学会消化病学分会幽门螺杆菌学组／全国幽门螺杆菌研究协作组，刘文忠，谢勇，等.第五次全国幽门螺杆菌感染处理共识报告.胃肠病学，2017，22（6）：346-378.

3. CHEY WD，LEONTIADIS GI，HOWDEN CW，et al.ACG Clinical Guideline：Treatment of Helicobacter pylori Infection.Am J Gastroenterol，2017，112（2）：212-239.

4. ZHANG Y，GAO W，CHENG H，et al.Tetracycline- and furazolidone-containing quadruple regimen as rescue treatment for Helicobacter pylori infection：a single center retrospective study.Helicobacter，2014，19（5）：382-386.

5. 刘希，成虹，高文，等．含阿莫西林和呋喃唑酮四联疗法补救治疗幽门螺杆菌感染的效果和安全性．中华医学杂志，2014，94（8）：567-571.

6. SHIOTANI A，LU H，DORE MP，et al.Treating Helicobacter pylori effectively while minimizing misuse of antibiotics.Cleve Clin J Med，2017，84（4）：310-318.

7. KO SW，KIM YJ，CHUNG WC，et al.Bismuth supplements as the first-line regimen for Helicobacter pylori eradication therapy：Systemic review and meta-analysis. Helicobacter，2019，24（2）：e12565.

8. SONG C，QIAN X，ZHU Y，et al.Effectiveness and safety of furazolidone-containing quadruple regimens in patients with Helicobacter pylori infection in real-world practice.Helicobacter，2019，24（4）：e12591.

9. IERARDI E，LOSURDO G，FORTEZZA RF，et al.Optimizing proton pump inhibitors in Helicobacter pylori treatment：Old and new tricks to improve effectiveness. World J Gastroenterol，2019，25（34）：5097-5104.

10. ESLAMI M，YOUSEFI B，KOKHAEI P，et al.Are probiotics useful for therapy of Helicobacter pylori diseases?Comp Immunol Microbiol Infect Dis，2019，64：99-108.

11. LOSURDO G，CUBISINO R，BARONE M，et al.Probiotic monotherapy and Helicobacter pylori eradication：A systematic review with pooled-data analysis.World J Gastroenterol，2018，24（1）：139-149.

12. 李江，成虹，高文，等．不同中药提取物对幽门螺杆菌耐药菌株体外抗菌活性研究．现代中医临床，2015，22（2）：21-23，28.

13. 全国中西医整合幽门螺杆菌处理共识专家组．全国中西医整合治疗幽门螺杆菌相关"病－证"共识．中华医学杂志，2018，98（26）：2066-2072.

幽门螺杆菌感染的非抗生素替代治疗研究

  幽门螺杆菌感染与多种疾病密切相关，其是胃癌发生中最重要的可控的危险因素。全球幽门螺杆菌感染率超过50%，根除幽门螺杆菌治疗可以愈合消化性溃疡，降低胃癌发生风险，治愈或者缓解某些相关疾病。根除幽门螺杆菌，通常需要通过多种且包含抗生素的药物联合治疗，是药三分毒，临床上经常会有些患者因各种原因而不能或者不宜接受抗生素治疗，如不能耐受药物尤其抗生素的不良反应、对药物过敏、所患有的基础疾病不宜接受抗生素治疗、特殊人群（如老年人、儿童、孕产妇等）在某些时期或者状态下不宜应用抗生素治疗等。而因感染的幽门螺杆菌对多种抗生素严重耐药，使得临床已难以通过抗生素进行根除治疗，业已成为抗生素耐药时代困扰患者和临床医生的难题。

  对于上述这些患者，如何通过非抗生素替代疗法改善患者症状或者辅助抗生素治疗，是近年来备受关注的问题，在没有疫苗或新的抗生素可以应用于幽门螺杆菌感染的治疗之前，替代疗法及其与抗生素疗法的协同治疗可能是最佳的选择。目前针对替代疗法的研究主要集中在免疫治疗、植物疗法、益生菌饮食等方面。

70. 免疫治疗：最有前景的替代治疗研究

（1）幽门螺杆菌疫苗免疫防治是未来控制幽门螺杆菌感染最有效的方法

幽门螺杆菌可以在人－人之间传播，幽门螺杆菌感染者和被污染的水源是最主要的传染源，疫苗接种是预防传染性疾病的最有效的策略，既可以从源头控制其传播和感染，还可以大幅减少防治费用，学者们现已普遍认为幽门螺杆菌疫苗免疫防治是控制幽门螺杆菌感染的最有效方法。

幽门螺杆菌的疫苗研究已经历了近 30 年的历程，有些治疗性疫苗近年虽已进入了临床试验阶段，但由于在疫苗研发中仍然有许多棘手的问题未能解决，阻碍了疫苗的研究进展，因此，目前国际上还没有可以上市的治疗性疫苗可应用于临床。国内邹全明教授的团队研发的具有完全自主知识产权的口服重组幽门螺杆菌疫苗的临床研究显示，针对 6～15 岁儿童，免疫后 1 年内口服疫苗能够提供很好的保护，其总体保护效力可以维持 3 年的时间。未来，幽门螺杆菌疫苗必将成为防治幽门螺杆菌感染首选高效的治疗手段。

(2) 卵黄抗体——被动免疫治疗的研究热点

由于主动免疫治疗的疫苗研究遇到研发的瓶颈、日益严重的幽门螺杆菌对抗生素耐药问题导致抗生素治疗疗效的普遍降低，而口服预先形成的特异性抗体是一种在抗生素耐药性增加的情况下，对抗人类消化系统感染的非常具有吸引力的方法，因此，应用卵黄抗体被动免疫治疗幽门螺杆菌感染，开始成为近年来的研究热点。

卵黄抗体的成分为免疫球蛋白 IgY，是通过免疫注射产蛋鸡后，由其生产的蛋黄中提取相应的抗体，进而用于相应感染性疾病的预防和治疗，卵黄抗体目前被认为是抗生素药物的最佳替代品，正在被广泛应用。已有研究显示，从蛋黄中分离出的口服卵黄抗体 IgY 可以被动治疗或预防消化系统疾病。比如在食品中添加抗人轮状病毒 IgY（HRV-IgY）或者其他高效抗病毒 IgY，可以对人体起到被动免疫保护作用，尤其对于不能进行母乳喂养的婴幼儿及先天免疫缺陷患儿的疾病防治具有重要意义。

近十余年来，国内外的学者开始研究针对幽门螺杆菌的卵黄抗体 IgY，探索其对幽门螺杆菌感染的治疗作用。卵黄抗体 IgY 可能通过以下机制清除或抑制黏附于人体胃黏膜上皮细胞表面的幽门螺杆菌：直接黏附于细菌的细胞壁上，改变细菌细胞的完整性，直接抑制细菌的生长；黏附于细菌的菌毛上，使之不能黏附于胃肠道黏膜上皮细胞；部分卵黄抗体在胃肠道消化酶作用下，降解为可结合片段，这些片段中含有抗体的可变小肽部分被肠道吸收进入血液后，可与病原菌的黏附因子结合，从而使病原菌不能黏附于胃上皮细胞上而失去致病性。

动物研究显示，应用卵黄抗体 IgY 治疗幽门螺杆菌感染小鼠后，胃黏膜病理检查显示胃组织炎症明显减轻，胃黏膜层细菌的定植亦明显减少。一项在日本进行的纳入了 17 名无症状幽门螺杆菌感染志愿者的研究显示，口服含抗幽门螺杆菌 IgY 膳食 4 周后，感染者的呼气检测值均显著降低，该研究虽然没有发现幽门螺杆菌被彻底根除，但针对患者的研究显示卵黄抗体可以减轻幽门螺杆菌相关性胃炎的炎症，并部分减弱细菌尿素酶活性。另有研究发现，饮用同时含有卵黄抗体 IgY、双歧杆菌和嗜酸乳杆菌的功能性酸奶，可以有效抑制人体的幽门螺杆菌感染。近年通过对卵黄抗体 IgY 抗幽门螺杆菌机制的进一步探索和研究，提示卵黄抗体 IgY 可能在人类幽门螺杆菌的抑制和预防中发挥双重作用。

71. 天然食物源性产品：多数不能在体内保持良好的活性

天然源性产品，尤其植物源性产品，是发现和开发新的有效抗感染物的潜在来源，已有许多天然来源产品在体外被证明具有显著抗幽门螺杆菌作用，然而，研究显示这些被鉴定出来的化合物却很少能够在体内保持活性。

（1）大蒜及大蒜素

由于有研究发现大蒜消费量与胃癌发病率具有负相关性，引起了人们对大蒜的研究兴趣。已有多项研究提示大蒜提取物在体外具有抗幽门螺杆菌活性，然而，在少数已进行的体内研究中，大蒜提取物对幽门螺杆菌的增殖没有作用，但动物研究显示大蒜可以减轻胃黏膜的炎症反应。在中国胃癌高发区山东临朐进行的一项干预研究结果发现，长期补充大蒜和维生素并没有降低胃癌的发病率和死亡率，同样在另一项评估土耳其胃癌患者饮食和生活方式习惯影响的病例对照研究中，也未发现经常食用大蒜可以降低胃癌发生风险。

（2）花椰菜

花椰菜具有抗癌、抗病毒、抗菌等传统药用价值。有来自小鼠和人类的研究显示，花椰菜芽可以减少幽门螺杆菌的定植，但并不能根除幽门螺杆菌，其可能的作用机制：直接作用，通过抑制幽门螺杆菌而减轻胃黏膜的炎症反应；间接作用，诱导宿主细胞保护反应。

（3）绿茶及其提取物

绿茶是世界上消费最广泛的饮品之一，体外研究显示绿茶可以抑制幽门螺杆菌的增殖。体内动物研究显示，绿茶可以降低感染幽门螺杆菌小鼠的细菌定植数量和胃黏膜炎症水平。绿茶提取物中的儿茶素对幽门螺杆菌尿素酶具有很强的抑制作用，而绿茶中的多酚可以抑制幽门螺杆菌产生的空泡毒素 Vac A 致人体细胞的空泡变性作用。

（4）蜂蜜

蜂蜜因其抗菌性能而被广为人知，其抗菌机制与其含糖量、过氧化氢含量（由蜜蜂添加的葡萄糖氧化酶产生）、酸度和其他从花中提取的物质而产生的渗透效应有关。体外研究显示蜂蜜具有抗幽门螺杆菌活性的作用，但其在体内是否具抗菌活性，还须通过动物模型和临床试验进行更多的研究，以评估其作为替代或补充治疗幽门螺杆菌的疗效。一项招募了 12 名非糖尿病幽门螺杆菌感染患者的临床研究显示，其中 6 人，每次食用一大汤匙麦卢卡蜂蜜治疗，4 次 / 天，连续 2 周，另外 6 人同时用蜂蜜和奥美拉唑治疗，在完成治疗 4 周后复查呼气检查，12 例患者的幽门螺杆菌检测均仍然呈阳性。

（5）蜂胶

蜂胶是蜜蜂从各种植物源中收集的一种树脂混合物，用于增强蜂巢的结构稳定性，被认为是一种天然抗生素，蜂胶的确切成分取决于它的植物来源，但它含有大量的酚类化合物。有研究显示蜂胶提取物对幽门螺杆菌临床分离菌株的生长具有明显的体外抑制作用，蜂胶中提取的酚类化合物在体外可以抑制幽门螺杆菌存活所必需的幽门螺杆菌肽变形酶（HPPDF），但一项纳入了 18 例患者的临床研究显示，蜂胶制剂并不能成功抑制或根除幽门螺杆菌。

（6）乳铁蛋白

乳铁蛋白是动物乳汁中的天然多功能蛋白质，是一种重要的非血红素铁结合糖性蛋白。乳铁蛋白不仅参与铁的转运，而且具有广谱抗菌、抗病毒、抗真菌、抗氧化、抗癌、调节免疫系统、促进肠道益生菌生长等强大生物功能，与多种抗生素及抗真菌制剂有协同作用，从而更有效地治疗疾病，被认为是一种新型抗菌、抗癌药物和极具开发潜力的食品。

体外及体内研究显示，乳铁蛋白对幽门螺杆菌具有一定的抗菌作用，其可能机制：①与幽门螺杆菌的黏附分子结合，阻碍细菌与胃黏膜上皮细胞黏附；②与细菌竞争机体内环境中的铁离子，使细菌因不能获得充分的铁离子而无法生长繁殖；③使细菌表面结构（如脂多糖、孔蛋白）发生有害性改变；④抑制胃酸分泌及修复受损的胃黏膜；⑤调节机体多种免疫功能作用，如增强自然杀伤细胞的数量和功能等。

近期有临床研究显示，在抗生素治疗方案中添加牛乳铁蛋白（bovine lactoferrin，BLF），可以提高含阿莫西林、左氧氟沙星三联疗法的幽门螺杆菌根除率。另有动物实验研究显示，重组人乳铁蛋白（recombinant human lactoferrin，rhLf）可以提高三联疗法根除幽门螺杆菌的疗效。

72. 中草药及其提取物：近年的研究热点，治疗幽门螺杆菌感染的新路径

中草药是我国传统医学的重要组成部分，用于防治消化系统疾病已有上千年历史。体外及体内研究发现，一些中草药及其提取物对幽门螺杆菌具有明显的抑制作用，当其与抗生素联合应用时还具有协同抗菌作用，如黄连、大黄、黄芩、土荆芥、穿心莲、吴茱萸、板蓝根、乌梅、甘草等。

中药对幽门螺杆菌的抗菌作用，可能通过多种途径：直接抑制或杀灭幽门螺杆菌、抑制幽门螺杆菌对胃黏膜上皮细胞的黏附能力、抑制细菌的毒力因子、降低细菌对抗生素的耐药性、抑制细菌生物膜的形成、促进胃黏膜损伤的修复、调节胃肠道微生态环境等。

目前的很多基础及临床研究显示，单纯应用中药治疗，很难达到抗生素的疗效，而将中药与抗生素联合，进而提高细菌对抗生素的敏感性、改善临床根除疗效，已成为目前临床应用关注的重点，并已成为幽门螺杆菌感染治疗的新路径之一。近年已有多项临床研究显示，在治疗方案中加入中药，可以提高幽门螺杆菌的根除率及患者的症状改善率，同时降低抗生素等药物的不良反应发生率。

73. 益生菌及含有益生菌功能性发酵乳制品在体外 / 体内具有一定的抗幽门螺杆菌作用

益生菌在胃肠道感染治疗中的作用已越来越多地被证明，其可以作为抗生素的替代品或补充物，其的应用可以减少抗生素的使用或减少其不良反应。已有多种益生菌菌株被证明在体外 / 体内具有抗幽门螺杆菌作用。已有越来越多的证据表明，不仅是活的益生菌，死亡的益生菌细胞，甚至细胞片段似乎都可以使生物学反应发生改变。

双歧杆菌是最受欢迎的用于预防和治疗胃肠道感染的益生菌之一，通常被纳入发酵乳制品或食品补充剂中，研究显示双歧杆菌不但具有明显的体外抗幽门螺杆菌作用，还可通过竞争抑制作用对抗幽门螺杆菌对黏膜的黏附作用。有针对罗伊氏乳杆菌 DSM17648 菌株的体外及体内研究结果显示，该菌株的活菌或者干燥死菌细胞均可以特异性地与幽门螺杆菌共聚生，而不干扰共生肠道菌群的其他细菌，聚集的病原体因不能再黏附于胃黏膜表面而被从胃中清除，从而降低感染者细菌定植的负荷量。此外，嗜酸乳杆菌、干酪乳杆菌、枯草芽孢杆菌、布拉氏酵母菌等也在多项体内外的研究中显示出对幽门螺杆菌具有拮抗作用。

益生菌可通过免疫或非免疫机制抑制幽门螺杆菌，而不同的益生菌菌株可能产生不同的免疫反应，这取决于宿主的免疫状态。益生菌对人体的主要益处：预防幽门螺杆菌感染、减少细菌定植、减轻幽门螺杆菌相关胃炎、减少与抗生素相关的不良反应。长期摄入含有益生菌菌株的功能性产品（如发酵乳制品、含有益生菌的功能性食品）可能有利于降低幽门螺杆菌相关并发症的风险，如胃癌的发生风险，治疗及预防幽门杆菌感染。

74. 对抗细菌黏附：预防感染和再感染的可能途径

幽门螺杆菌主要存在于胃黏液层内，附着于胃上皮细胞表面。幽门螺杆菌要定植和感染人体，必须先黏附在人体的胃上皮细胞上，而具有抗细菌黏附作用的替代治疗，对于预防或治疗幽门螺杆菌感染，甚至预防抗生素根除治疗后的再感染，可能都是非常有价值的。

除了前述研究中，卵黄抗体、中药、益生菌、乳铁蛋白等具有抗细菌黏附作用外，有研究显示，藻类和微藻所具有的高浓度的具有多种生物活性的多糖，也具有抗幽门螺杆菌黏附的作用，如岩藻多糖、螺旋藻多糖、小球藻多糖。

75. 胃腔内治疗幽门螺杆菌感染的探索性研究

近期，一项来自台湾的临床研究，对 100 例因伴有上腹部疼痛或不适症状的幽门螺杆菌感染而接受内镜检查患者，在内镜检查同时给予腔内幽门螺杆菌治疗（ILTHPI），包括控制胃内酸度、应用黏液溶剂冲洗胃黏膜表面及内镜下给予单次剂量含有抗生素粉末的药物，在治疗结束后 6 周，通过呼气试验检查评估治疗的疗效。在完成治疗的 95 例患者中，有 51 例（53.7%）患者在内镜检查后发现其幽门螺杆菌获得了成功地根除，且所有 51 例患者在成功根除 ILTHPI 后 4 ～ 6 个月后，通过粪便幽门螺杆菌抗原试验随访结果均显示阴性，未观察到患者短期复发的情况。患者在治疗过程中，安全性良好，不良反应事件轻微（6%）。

76. 展望

幽门螺杆菌可以被认为是一种非常成功的病原体，其可以在感染者的体内终身存活，引起感染者发生慢性胃炎、消化性溃疡，甚至胃癌和淋巴瘤，如果能够预防或根除细菌感染，这些疾病是可以避免的。

幽门螺杆菌抗生素疗法中存在一些固有的问题，如对所用抗生素的耐药性问题、药物的不良反应问题、再感染的风险、抗生素治疗的高成本等，以及为预防或根除感染而开发疫苗的困难性和延迟性，这些问题所导致的有效治疗和预防选择的缺乏问题，进一步推动了对替代疗法作为新治疗方法的研究。

对于细菌根除的研究有一个重要的局限性，即在体外敏感在体内未必敏感，虽然替代疗法可能并不能有效地根除细菌，但替代疗法已被证明在维持感染者体内较低的细菌水平、控制炎症水平、调节免疫反应、抑制或阻止细菌黏附于胃上皮、中和细菌毒力因子等方面是具有作用的，进而可以降低细菌的致病性，并有利于缓解感染者相关的临床症状。基于这些结果，在膳食中加入天然产物或可以降低感染者不良结局的发生风险和发展，并可能降低幽门螺杆菌的感染及再感染风险。而其中一些替代疗法在预防抗生素的不良反应、保护胃和促进人体健康方面也具有一定的作用，因此，这些治疗方法还可用于根除幽门螺杆菌治疗时的辅助治疗。

参考文献

1. AYALA G，ESCOBEDO-HINOJOSA WI，DE LA CRUZ-HERRERA CF，et al.Exploring alternative treatments for Helicobacter pylori infection.World J Gastroenterol，2014，20（6）：1450-1469.

2. BORHANI K，MOBAREZ AM，KHABIRI AR，et al.Production of specific IgY Helicobacter pylori recombinant OipA protein and assessment of its inhibitory effects towards attachment of H. pylori to AGS cell line.Clin Exp Vaccine Res，2015，4（2）：177-183.

3. WANG B，YANG J，CAO S，et al.Preparation of specific anti-Helicobacter pylori yolk antibodies and their antibacterial effects.Int J Clin Exp Pathol，2014，7（10）：6430-6437.

4. KIM SY，CHOI DJ，CHUNG JW.Antibiotic treatment for Helicobacter pylori：Is the end coming?World J Gastrointest Pharmacol Ther，2015，6（4）：183-198.

5. AIBA Y，UMEDA K，RAHMAN S，et al.Synergistic effect of anti-Helicobacter pylori urease immunoglobulin Y from egg yolk of immunized hens and

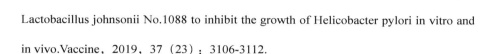

Lactobacillus johnsonii No.1088 to inhibit the growth of Helicobacter pylori in vitro and in vivo.Vaccine，2019，37（23）：3106-3112.

6. SUN L，ZHANG Z，ZENG B，et al.Preparation of multivalent egg yolk IgY antibodies against Helicobacter pylori.Xi Bao Yu Fen Zi Mian Yi Xue Za Zhi，2018，34（6）：555-560.

7. MÜLLER S，SCHUBERT A，ZAJAC J，et al.IgY antibodies in human nutrition for disease prevention.Nutr J，2015，14:109.

8. HORIE K，HORIE N，ABDOU AM，et al.Suppressive effect of functional drinking yogurt containing specific egg yolk immunoglobulin on Helicobacter pylori in humans.J Dairy Sci，2004，87（12）：4073-4079.

9. CICCAGLIONE AF，DI GIULIO M，DI LODOVICO S，et al.Bovine lactoferrin enhances the efficacy of levofloxacin-based triple therapy as first-line treatment of Helicobacter pylori infection: an in vitro and in vivo study.J Antimicrob Chemother，2019，74（4）：1069-1077.

10. YUAN Y，WU Q，CHENG G，et al.Recombinant human lactoferrin enhances the efficacy of triple therapy in mice infected with Helicobacter pylori.Int J Mol Med，2015，36（2）：363-368.

11. Holz C，Busjahn A，Mehling H，et al. Significant Reduction in Helicobacter pylori Load in Humans with Non-viable Lactobacillus reuteri DSM17648：A Pilot Study. Probiotics Antimicrob Proteins，2015，7（2）：91-100.

12. LIOU TC，LIAO PH，LIN YC，et al.Intraluminal therapy for Helicobacter pylori infection.J Gastroenterol Hepatol，2019，34（8）：1337-1343.

幽门螺杆菌根除治疗失败原因分析

幽门螺杆菌与多种上胃肠道疾病密切相关，还与难治性缺铁性贫血、免疫性血小板减少性紫癜等胃外疾病相关，对 *H.pylori* 根除治疗的研究和探索一直是该研究领域的热点。美国 *HELICOBACTER* 杂志的主编 Graham 教授曾经就 *H.pylori* 根除治疗的疗效提出了一个评分系统，该系统将意向治疗（ITT）分析根除率分为 A、B、C、D、F 五个级别：A 级（excellent）ITT>95%；B 级（good）ITT 90% ～ 94%；C 级（acceptable）ITT 85% ～ 89%；D 级（poor）ITT 81% ～ 84% ；F 级（unacceptable）ITT ≤ 80% ，即理想的 *H.pylori* 根除方案其根除率应超过 95%。但随着时间的变迁，*H.pylori* 根除率降低的问题日益严峻，即便给予补救治疗仍有部分患者根除治疗失败。导致 *H.pylori* 根除治疗失败的原因是多方面的，包括 *H.pylori* 菌株本身的因素、宿主因素、环境因素、不同临床疾病及治疗方法等。

77. 细菌因素

（1）*H.pylori* 对抗生素产生耐药是导致根除失败的最主要原因

H.pylori 通过其自身染色体的突变，可对多种抗生素产生耐药，尤其是 *H.pylori* 对甲硝唑和克拉霉素耐药的广泛流行，是导致 *H.pylori* 根除治疗失败的重要因素。我们在北京地区连续 10 年监测 *H.pylori* 对抗生素耐药研究结果显示，自 1999 年至 2009 年 *H.pylori* 对克拉霉素、甲硝唑和左氧氟沙星的耐药率均呈上升趋势，而近年的临床研究，也都显示出相同的趋势。但是即便是采用对 *H.pylori* 全部敏感的抗生素治疗，也仍然有部分患者治疗失败，在 *H.pylori* 根除治疗失败的患者中有部分患者不能用 *H.pylori* 耐药解释，而是与其他原因有关。

（2）*H.pylori* 毒力因子影响根除治疗的结果

H.pylori 的主要毒力因子包括 Vac A 和 Cag A，这两种毒素在 *H.pylori* 的致病中起重要作用，与临床疾病的严重程度有密切关系，其对根除治疗也有一定的影响。一项荷兰的研究发现感染 Cag A+/VacA s1 菌株的消化性溃疡患者，*H.pylori* 根除率明显增高。而另一项研究结果显示 Cag A 阴性菌株是治疗失败的危险因素，其原因可能与菌株的复制速度低于阳性菌株，从而导致其对抗生素敏感性降低有关。

进入黏液细胞内的 *H.pylori* 对抗生素的敏感性降低则更容易

导致 *H.pylori* 根除治疗的失败。有研究资料表明进入胃黏膜上皮空泡内的 *H.pylori* 存活的半衰期约 24 小时，而且其还有可能返回到细胞外重新定植。

（3）*H.pylori* 定植部位的差异影响根除治疗的疗效

一项动物实验研究结果显示，存在于胃窦和胃体交界区的 *H.pylori* 可能会逃脱抗生素的作用，这可能是由于交界区的组织结构不同于胃窦或者胃体，使得定植于该部位的 *H.pylori* 的生物学行为亦与胃窦或者胃体的 *H.pylori* 不同，从而使其对抗生素不敏感而导致治疗的失败。这项研究还发现，在单独使用抑酸剂治疗时，定植在胃窦的 *H.pylori* 数量明显降低，而胃体的 *H.pylori* 数量则明显升高，这种现象有可能与临床上患者在治疗前使用质子泵抑制剂后再行根除治疗的疗效降低有关。

（4）细菌球形变是导致治疗失败的重要原因之一

在对 *H.pylori* 感染的治疗过程中，我们经常会发现用抗生素治疗过的慢性胃炎患者的胃黏膜病理组织中存在大量球形 *H.pylori*，这种球形变 *H.pylori* 对抗生素不敏感。目前认为球变 *H.pylori* 以两种形式存在：一种是已经死亡或变性的 *H.pylori*；另一种是虽未死亡，但不能培养传代的非生长活跃期的 *H.pylori*。在停用抗生素 2～4 周或更长时间后，发生球形变的细菌就会恢复原来的活性，这种球形 *H.pylori* 不仅是 *H.pylori* 根除失败的重要原因，而且还具有传染性。

（5）细菌负荷量过高时根除治疗的成功率降低

当胃内定植的细菌负荷量过高时，容易导致患者根除治疗失败，这种巨大的细菌负荷会产生接种物效应，使 *H.pylori* 黏附于胃黏膜细胞并形成一层对其具有保护作用的生物被膜，部分细菌会进入到细胞内，因而使 *H.pylori* 不能与抗生素接触而导致治疗失败。大量的细菌负荷还会导致 *H.pylori* 表型耐药株的产生，这种表型耐药株为非复制期的休眠菌群，当抗生素治疗中断后，这种表型耐药株仍然可以复活增殖，导致治疗失败。

^{13}C- 尿素呼气试验的 DOB 值可以半定量的反映细菌负荷量的高低，当其检测值高于正常值上限 10 倍时，常提示细菌负荷量可能过高。

（6）不同基因型菌株的混合感染可能是 *H.pylori* 根除治疗失败的原因之一

H.pylori 菌株具有广泛的异质性，通常情况下，不同患者总是感染基因型不同的菌株，近年越来越多的研究发现，同一患者也可以感染一株以上的菌株，即存在 *H.pylori* 菌株的混合感染。这种混合感染可以是菌株表型如黏附特异性、对抗生素的耐药性、空泡毒素的产生等的不同，也可以是基因型的不同。菌株基因型的不同可以是基因型的完全不同，也可以是基因型的轻微差异或仅有某个基因的不同。通过提高运用各种先进的分子生物学方法，研究者发现混合感染不仅存在于胃内的不同部位，在胃内同一部位也可以同时存在不同菌株的混合感染。在菌株表型的混

合感染中，具有特别重要临床意义的就是细菌对抗生素的耐药性。对同一抗生素（如甲硝唑）耐药菌株的混合感染临床很常见，这也是导致 *H.pylori* 根除失败的原因之一。

78. 宿主因素

（1）应用 PPI，提高胃内 pH 可以增加 *H.pylori* 根除治疗的疗效

胃内酸度的 pH 范围可以从 2 到 7.2，而 *H.pylori* 在胃内 pH4 ～ 5 时还可以存活和增殖。多数抗生素在低胃酸环境下对 *H.pylori* 无明显抗菌活性，如阿莫西林和克拉霉素，其对 *H.pylori* 的最小抑菌浓度均依赖于胃内 pH，当 pH 降低时其最小抑菌浓度增加，一般体外试验在测定抗生素的最小抑菌浓度时要求 pH 达到 7.0，在体内应用抗生素治疗 *H.pylori* 感染时，需要将胃内 pH 提高到 5.5 以上。因此，在治疗 *H.pylori* 感染的方案中需加入质子泵抑制剂以提高胃内 pH，从而提高抗生素对 *H.pylori* 的抗菌活性。

（2）宿主基因型影响 *H.pylori* 根除治疗的效果

细胞色素 P450 *CYP2C19* 基因多态性影响含 PPI 的根除治疗方案的疗效，由于 PPI 的代谢主要通过 CYP2C19 途径，强代谢型者（野生型，wt/wt）PPI 清除率高，血药浓度明显低于弱代谢者（纯合子，mt/mt），除 *H.pylori* 对抗生素产生耐药以外，*CYP2C19* 的强代谢型也是导致 *H.pylori* 根除治疗失败的重要原

因。另外，P- 糖蛋白（MDR1）的基因多态性也与含 PPI 的治疗方案的疗效有关。

（3）患者的依从性差是导致 H.pylori 根除失败的重要原因之一

在采用共识建议的标准方案治疗时，除了细菌对抗生素耐药影响患者的治疗效果外，患者依从性差也是治疗失败的一个常见原因。一项临床研究显示，在接受治疗的患者中，有 10% 的依从性差的患者服药量低于总体应服药量的 85%，导致了其根除率的降低。患者依从性差不但容易导致根除治疗失败，而且由于不规范服药，还容易导致 H.pylori 对抗生素产生耐药性，使得以后的治疗更加困难。

（4）宿主免疫状态影响 H.pylori 根除治疗疗效

机体免疫状态对 H.pylori 根除治疗也有一定的影响。一项研究表明 H.pylori 根除治疗失败的患者血清白细胞介素 -4（IL-4）的水平，与成功根除 H.pylori 的患者或未治疗的 H.pylori 感染者相比明显降低，因此，如检测发现患者血清 IL-4 水平降低，有可能预示患者的 H.pylori 根除治疗更容易失败。给予长期感染 H.pylori 的小鼠口服治疗性 H.pylori 疫苗，通过 TH_2 活化介导的胃肠道黏膜免疫反应可以将 H.pylori 成功的根除。

（5）性别及年龄对 H.pylori 根除治疗可能具有一定的影响

一项美国的荟萃研究对 3624 名患者进行了分析，发现女性患者对甲硝唑及克拉霉素的耐药率明显高于男性，从而导致接受含有此类抗生素方案患者治疗失败。

有研究发现，老年患者更容易对克拉霉素产生耐药，也是导致根除治疗失败的原因之一。日本的一项研究显示，在采用兰索拉唑联合阿莫西林和克拉霉素三联疗法一线治疗时，年龄大于50岁的患者根除成功率高于年龄低于50岁患者，分析其原因可能与老年患者萎缩性胃炎发生率较高有关。

（6）吸烟影响 *H.pylori* 根除治疗的疗效

多数研究表明吸烟会降低 *H.pylori* 的根除率，一些研究提示吸烟的十二指肠溃疡患者的 *H.pylori* 根除率明显低于不吸烟患者。

（7）口腔环境可能是 *H.pylori* 根除反复失败或者复发的原因之一

1989 年 Krajden 等首次和 Ferguson 等相继从胃病患者的牙菌斑中成功分离培养出 *H.pylori*，他们推测口腔可能是 *H.pylori* 的另一个居留地。口腔 *H.pylori* 可能是 *H.pylori* 根除失败或复发的重要原因，并可能是 *H.pylori* 传播的重要途径。由于口腔菌斑中的微生物具有独特的"生物膜"结构，常规 *H.pylori* 根除治疗对口腔 *H.pylori* 治疗无效。我们既往的一项研究中，对 *H.pylori* 根除反复失败的患者采用雷贝拉唑 + 铋剂 + 阿莫西林 + 呋喃唑酮治疗 10 天，同时进行口腔洁治，其 *H.pylori* 根除率（85.9%）高于单独应用四联疗法的患者（75.0%），提示对多次 *H.pylori* 根除失败者在治疗同时进行口腔洁治有可能提高 *H.pylori* 根除率。

（8）宿主患有的不同临床疾病对 *H.pylori* 根除治疗疗效的影响不同

一般十二指肠溃疡患者的 *H.pylori* 根除率高于非溃疡性消化不良（non-ulcer dyspeptic，NUD）的患者。在法国的一项荟萃分析研究中，对 2751 例患者进行了分析，其中 25.8% 的患者根除失败，DU 患者的 *H.pylori* 根除失败率为 21.9%，明显低于 NUD 患者的失败率 33.7%（$P<10^{-6}$），而药物敏感试验提示 DU 患者对克拉霉素的耐药率明显低于 NUD 患者，这可能是导致 NUD 患者 *H.pylori* 根除率降低的主要原因。另外有研究显示，如果患者表现为胃窦炎与胃体炎共存，则其感染的 *H.pylori* 容易被根除。

一项纳入了 8 项研究 966 例患者的荟萃分析研究结果显示，糖尿病是 *H.pylori* 根除失败的危险因素，与非糖尿病患者相比，其治疗失败的危险比为 2.19（95% *CI*：1.65 ～ 2.90，$P<0.001$），提示对于糖尿病患者，在治疗 *H.pylori* 感染时可能需要延长疗程并有待开发出新的治疗方案。

79. 环境因素

一般建议在 *H.pylori* 根除治疗结束至少 4 周后再对患者进行检查以确定其 *H.pylori* 是否被根除，但在等待复查期间，患者就有可能已经复发或者再感染。*H.pylori* 流行病学调查研究提示 *H.pylori* 感染主要与生活环境及生活习惯有关，显示出明显的人群或家庭的集聚性，提示 *H.pylori* 的重要传播途径是人 - 人的传播，而经济状况和卫生条件差、文化程度低、居住拥挤及非自来水水源等都是 *H.pylori* 感染或者再感染的高危因素。

80. 治疗方案

（1）抗生素的选择是 *H.pylori* 根除治疗成败的关键因素

初次治疗时选择或复治时重复选择对 *H.pylori* 已经产生耐药的抗生素是导致治疗失败的重要原因之一，如在补救治疗中重复选择容易产生继发性耐药的抗生素（如克拉霉素、甲硝唑和左氧氟沙星）是导致补救治疗失败的重要原因。

任何一种抗生素的单独使用都很难达到成功根除的效果，并且容易使 *H.pylori* 产生继发性耐药。由于 *H.pylori* 对抗生素易产生耐药性，因此，对 *H.pylori* 感染的治疗须采取联合治疗的方案。PPI、铋制剂与抗生素联合应用不仅能减少 *H.pylori* 耐药菌株的产生，还能增加抗生素的活性及抗生素在胃内的药物浓度，从而提高对 *H.pylori* 的根除疗效。在患者首次治疗时如果选用阿莫西林和克拉霉素的组合，则在治疗失败后二次根除治疗的根除率要高于首次治疗选择含甲硝唑或左氧氟沙星的组合。

（2）延长疗程可以提高 *H.pylori* 根除治疗的疗效

在选择标准的 *H.pylori* 根除治疗方案时，疗程不足也是导致治疗失败的原因之一。疗程足够或者适当的延长疗程，不但可以提高 *H.pylori* 的根除率，而且能够减少 *H.pylori* 对抗生素耐药性的产生。早在 Maastricht 2（2000 年）共识意见就已经建议无论是一线或者二线治疗方案疗程都不应少于 7 天，而随着时间的变迁，在国内外新颁布的共识均建议在细菌耐药严重地区可以通过延长疗程至 10 ～ 14 天以提高疗效。

（3）因药物不良反应而停药是导致根除治疗失败的原因之一

由于药物不良反应，如患者对药物过敏或者不能耐受，使患者被迫停药，不能完成治疗，也是导致 *H.pylori* 根除治疗失败的重要原因之一。临床医师在选择和制定治疗方案时，了解治疗药物的特性，充分了解患者的相关信息，如基础疾病、合并用药、既往抗生素应用史、患者的生物学信息等，以及治疗前与患者的充分沟通，均有利于降低患者因不良反应导致停药和治疗失败的风险。

（4）治疗方案不规范可导致根除治疗失败

在 *H.pylori* 感染治疗中还存在一些临床问题，其中一个重要的问题是对 *H.pylori* 的非规范化治疗：包括药物的选择、剂量、疗程及服药方法等，因而容易导致 *H.pylori* 球形变及其耐药菌株的产生。不规范的治疗不但可能导致患者的治疗失败，还可能导致患者不良反应发生的风险增加。

81. 如何提高幽门螺杆菌根除率

（1）对每一位需要接受根除治疗的患者都应当遵循个体化治疗原则

在选择治疗方案时，应注意询问患者既往抗生素的应用史，避免重复选择容易导致继发耐药的抗生素；对于两次经正规方案治疗失败的患者，需重新进行评估，对于需要接受治疗的患者，可以考虑进行药物敏感试验，以选择敏感抗生素治疗。由于 *H.pylori* 对抗生素耐药问题日益严重，随着细菌耐药性检测商品化试剂盒的开发和临床应用，如能够在患者初次接受治疗之前即进行细菌的药物耐药性检测，选择敏感抗生素，不但能够提高首次治疗的疗效，还可以减少不必要的抗生素的应用及耐药菌株的蔓延。

（2）提高患者依从性，增加疗效

在选择治疗方案时，应注意患者的年龄、合并基础疾病史、既往用药史、药物过敏史等，注意避免药物相互作用，个体化选择合理的治疗方案，以降低不良反应发生风险。在治疗之前，与患者进行充分的沟通，了解患者治疗意愿的强度，告知其详细的服药方法及其在治疗中可能出现的不良反应，可以提高患者的依从性，降低治疗失败的风险。

（3）探索其他方案对中国患者治疗的可行性

不含铋剂的四联疗法在国内并未被推荐：如伴同疗法（PPI+三种抗生素）、序贯疗法（前5天PPI+阿莫西林，后5天PPI+克拉霉素和甲硝唑）、杂交疗法等，因这些方案国内一些临床研究显示其疗效欠佳，所以我国相关新共识并未推荐这些方案。由于中国可以获得铋剂，因此，目前含铋剂四联疗法还是中国相关共识中推荐的首选的四联疗法。

高剂量二联疗法值得进一步的探索：高剂量二联疗法的组成为 PPI+ 阿莫西林，疗程一般 14 天，该方案通过增加 PPI 和阿莫西林的给药频率和剂量，提高 *H.pylori* 根除率。有研究显示，该方案在亚洲地区可以获得较好的疗效，但疗效还需要更多大样本的研究结果进一步明确。美国胃肠病学会（ACG）2017 年发表的关于 *H.pylori* 诊疗的临床指南中推荐该方案用于临床治疗。

近年新一代可逆性质子泵抑制剂，钾离子竞争性酸阻滞剂（P-CAB）在临床被应用，其强劲、持久的抑酸作用为提高 *H.pylori* 的根除治疗的成功率提供新的可能，尤其该药在二联疗法的应用前景广阔。

（4）辅助治疗可以减少抗生素相关不良反应，并可能提高根除疗效

随着 *H.pylori* 对抗生素的耐药问题日益严重，非抗生素辅助疗法开始受到研究者们的重视。在治疗方案中加入益生菌，可以减少患者不良反应，尤其是腹泻的发生率，从而提高患者对治疗的依从性。对抗菌植物药的开发是近年的研究热点。已发现有多种植物成分对 *H.pylori* 具有抗菌活性，其与抗生素联合具有降低细菌对抗生素耐药性及协同抗菌作用。寻找新的非抗生素药物、疫苗的开发研究，以提高 *H.pylori* 根除疗效、降低 *H.pylori* 致病性或者减少治疗中的不良反应，是未来研究的一个趋势。

中国医学临床百家

参考文献

1. GAO W，CHENG H，HU F，et al.The evolution of Helicobacter pylori antibiotics resistance over 10 years in Beijing，China.Helicobacter，2010，15（5）：460-466.

2. SAVOLDI A，CARRARA E，GRAHAM DY，et al.Prevalence of Antibiotic Resistance in Helicobacter pylori: A Systematic Review and Meta-analysis in World Health Organization Regions.Gastroenterology，2018，155（5）：1372-1382.

3. 高文，胡伏莲，王晓敏.含呋喃唑酮的四联疗法联合口腔洁治对幽门螺杆菌根除多次失败的补救治疗.中华医学杂志，2011，91（12）：836-839.

4. CHENG H，HU F，ZHANG L，et al.Prevalence of Helicobacter pylori infection and identification of risk factors in rural and urban Beijing，China.Helicobacter，2009，14（2）：128-133.

5. 中华医学会消化病学分会幽门螺杆菌学组/全国幽门螺杆菌感染研究协作组.刘文忠，谢勇，等.第四次全国幽门螺杆菌感染处理共识报告.中华内科杂志，2012，51（10）：832-837.

6. 中华医学会消化病学分会幽门螺杆菌学组/全国幽门螺杆菌研究协作组，刘文忠，谢勇，等.第五次全国幽门螺杆菌感染处理共识报告.胃肠病学，2017，22（6）：346-378.

7. MALFERTHEINER P，MEGRAUD F，O'MORAIN CA，et al.Management of Helicobacter pylori infection-the Maastricht V/Florence Consensus Report.Gut，2017，66（1）：6-30.

8. CHEY WD，LEONTIADIS GI，HOWDEN CW，et al.ACG Clinical Guideline:

Treatment of Helicobacter pylori Infection.Am J Gastroenterol，2017，112（2）：212-239.

9. CHEY WD，LEONTIADIS GI，HOWDEN CW，et al.ACG Clinical Guideline: Treatment of Helicobacter pylori Infection.Am J Gastroenterol，2017，112（2）：212-239.

10. YANG J，ZHANG Y，FAN L，et al.Eradication Efficacy of Modified Dual Therapy Compared with Bismuth-Containing Quadruple Therapy as a First-Line Treatment of Helicobacter pylori.Am J Gastroenterol，2019，114（3）：437-445.

11. YU L，LUO L，LONG X，et al.High-dose PPI-amoxicillin dual therapy with or without bismuth for first-line Helicobacter pylori therapy: A randomized trial. Helicobacter，2019，24（4）：e12596.

12. LI M，OSHIMA T，HORIKAWA T，et al.Systematic review with meta-analysis: Vonoprazan，a potent acid blocker，is superior to proton-pump inhibitors for eradication of clarithromycin-resistant strains of Helicobacter pylori.Helicobacter，2018，23（4）：e12495.

13. ABADI ATB，IERARDI E. Vonoprazan and Helicobacter pylori Treatment: A Lesson From Japan or a Limited Geographic Phenomenon?Front Pharmacol，2019，10:316.

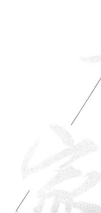

幽门螺杆菌对抗生素耐药流行情况及其耐药分子机制

幽门螺杆菌对抗生素耐药是导致患者根除治疗失败的重要原因，了解细菌对抗生素耐药的流行情况及其耐药机制，有利于指导临床工作者对感染者的临床诊疗。

82. 全球幽门螺杆菌对抗生素的耐药问题日益严重

（1）幽门螺杆菌对不同抗生素的耐药流行率存在明显地区差异

一项纳入了 24 个国家 176 篇文献、针对亚太地区幽门螺杆菌对抗生素的耐药情况系统性综述和荟萃分析研究结果显示：幽门螺杆菌对克拉霉素、甲硝唑、左氧氟沙星的耐药率分别为 17%（95% CL：15 ～ 18）、44%（95%CL：39 ～ 48） 和 18%

（95%*CL*：15 ～ 22），对阿莫西林和四环素的耐药率分别是 3%（95%*CL*：2 ～ 5）和 4%（95%*CL*：2 ～ 5）。一篇针对非洲地区耐药情况的荟萃分析研究显示，幽门螺杆菌对阿莫西林和四环素的耐药率高达 72.6%（95%*CL*：68.6 ～ 76.6）和 48.7%（95%*CL*：44.5 ～ 52.9）。巴勒斯坦的一项研究显示，在纳入的 91 例消化不良的患者中，幽门螺杆菌对喹诺酮类药物的耐药率为 0 ～ 3%，而对甲硝唑和克拉霉素的耐药率分别为 100% 和 47%，对阿莫西林的耐药率也高达 18%。一项来自伊朗的 Meta 分析研究结果显示，在伊朗儿童感染者中，幽门螺杆菌对阿莫西林的耐药率 20.4%，对甲硝唑、克拉霉素及呋喃唑酮的耐药率分别为 71%、12.2% 和 8.4%。

在我国，幽门螺杆菌对克拉霉素、甲硝唑及喹诺酮类药物也具有较高的耐药率。早在 2007 年，一项针对我国幽门螺杆菌耐药情况进行的全国多中心临床研究结果就已经显示出细菌耐药问题的严峻性，幽门螺杆菌对甲硝唑、克拉霉素和阿莫西林的耐药率分别为 75.6%、27.6% 和 2.7%。近年的一项多中心前瞻性调查研究结果显示，幽门螺杆菌对甲硝唑、克拉霉素、阿奇霉素、左氧氟沙星、莫西沙星、阿莫西林、四环素和利福平的耐药率分别为 78.2%、22.1%、23.3%、19.2%、17.2%、3.4%、1.9% 和 1.5%，未发现对呋喃唑酮耐药的临床菌株。该研究还发现，在慢性胃炎患者中，幽门螺杆菌对左氧氟沙星和莫西沙星耐药现象更加突出，而与 ≥ 40 岁患者相比，年轻患者中幽门螺杆菌对左氧氟沙星、莫西沙星和阿奇霉素的耐药率则略低。

（2）幽门螺杆菌对多种抗生素的耐药率呈逐年增高趋势

已有多项研究结果显示，幽门螺杆菌对克拉霉素、甲硝唑、左氧氟沙星等抗生素的耐药率呈现出逐年升高的趋势，而对阿莫西林、呋喃唑酮、四环素的耐药率多处于较低水平。一项纳入了 30 篇针对我国幽门螺杆菌耐药相关研究文献荟萃分析结果显示：幽门螺杆菌对克拉霉素的总体耐药率 20.8%，自 1999 年的 15.4% 增加至 2014 年的 29.6%；对甲硝唑的总体耐药率 83.7%，由 1994 年的 26.3% 升高至 2014 年的 77.1%；对左氧氟沙星的总体耐药率为 8.9%，由 2006 年的 2.9% 升高至 2014 年的 18.9%。而对阿莫西林、四环素、呋喃唑酮的耐药率分别为 8.7%、7.6%、7.0%。

（3）幽门螺杆菌对抗生素的多重耐药现象已较为常见

除了对单一药物耐药，幽门螺杆菌对抗生素的双重耐药和多重耐药的报道也日益增多。一项针对中国杭州地区伴有上腹部症状儿童进行的幽门螺杆菌耐药检测研究结果显示，56.1% 的菌株为单药耐药，16.7% 为双重耐药，三重耐药比例占 2.9%。另一项在中国辽宁庄河胃癌高发区的研究结果显示，该地区幽门螺杆菌对甲硝唑、左氧氟沙星、克拉霉素、阿莫西林和四环素的耐药率分别为 78.0%、56.0%、31.0%、9.0% 和 15.0%，其中双重、三重、四重和五重抗生素耐药率分别为 23%、20%、6% 和 4%。男性感染者的感染菌株耐克拉霉素和多药耐药率明显高于女性（克拉霉素分别为 44.4% 和 15.2%，*P*=0.002；多药耐药率分别为 75.5% 和 37.2%，*P*<0.001）。西班牙学者对 108 例伴有消化不良症状的幽门螺杆菌感染者进行细菌培养和药敏试验，结果显示，感染对克拉霉素、甲硝唑双重耐药菌株患者的比例为 10%，多重耐药者占 14.2%。

83. 幽门螺杆菌对抗生素产生耐药性具有多种机制

细菌对抗生素产生耐药可能与菌种的特性有关，也可能通过菌株的变异或者基因的转移获得，后者主要涉及：①细菌产生灭活酶或钝化酶；②药物作用的靶位改变；③细胞膜的渗透性改变；④细菌对药物的外排和生物被膜的形成。

幽门螺杆菌对抗生素耐药性的产生主要是由于细菌对各抗生素靶基因的突变所致，同时也与细菌的外排泵和孔道蛋白改变、生物被膜形成等因素有关。幽门螺杆菌对抗生素的耐药性强度一般与细菌耐药基因突变位点数呈正比，即突变位点数越多，耐药性越强。单个位点突变常导致细菌对抗生素的低水平耐药，而多个位点突变常导致细菌对抗生素的中度或高度耐药，尤其是幽门螺杆菌对克拉霉素的耐药性基本可以依据细菌突变位点数量确定其对抗生素的耐药程度。

由于幽门螺杆菌对抗生素耐药机制的复杂性，传统药敏实验是幽门螺杆菌对抗生素耐药性检测的最佳选择。然而，由于幽门螺杆菌苛刻的体外培养条件、较长的培养时间、培养阳性率差异大，使得幽门螺杆菌药物敏感实验在临床上的可操作性很低，导致幽门螺杆菌根除治疗几乎依据临床经验用药，进而使得幽门螺杆菌对抗生素的耐药率不断攀升。近年来，随着对幽门螺杆菌耐药分子机制研究进展，细菌耐药基因突变检测在幽门螺杆菌耐药性检测中的重要性越来越受到重视。

（1）幽门螺杆菌对克拉霉素的耐药机制

克拉霉素属于大环内酯类抗生素，该药具有耐酸和可溶解于低 pH 的胃液中的特性，口服后生物利用度好，是目前已知抗生素中对幽门螺杆菌抗菌作用强的药物之一。克拉霉素是幽门螺杆菌根除治疗中最常用的抗生素，对它的耐药直接影响着幽门螺杆菌根除治疗的成败。

克拉霉素的抗菌机制是药物穿透入菌体细胞内，通过与幽门螺杆菌的 50S 核糖体亚单位的可逆性结合，作用于 *23S rRNA V* 区的多肽转移酶环，抑制多肽转移酶，影响核糖体的移位过程，从而抑制蛋白的合成。当幽门螺杆菌的 *23S rRNA V* 区发生突变时，会引起其核糖体构象发生改变，进而减弱其与克拉霉素的亲合力，导致克拉霉素不能有效地阻止幽门螺杆菌的蛋白合成，最终产生细菌耐药。

结合文献资料和 NCBI database，目前已知的幽门螺杆菌 *23S rRNA V* 区的突变位点数已超过 25 个，研究显示在西方国家中 90% 幽门螺杆菌对克拉霉素耐药突变位点为 *A2143G*、*A2142G* 和 *A2142C*。我国学者通过对我国东部人群分离的耐克拉霉素型的幽门螺杆菌研究发现，*A2143G* 突变与我国东部地区幽门螺杆菌感染者的克拉霉素耐药密切相关。此外，该研究还发现我国东部地区菌株的两个新的突变位点 *G2254T* 和 *G2172T*。

有研究报道，存在 *A2143G* 突变的菌株，克拉霉素的最低抑菌浓度（MIC）可以从 ≤ 0.016μg/ml 到 ≥ 256μg/ml，而在 2142 位置突变的所有菌株（*A2142G* 或 *A2142C* 突变），克拉霉素的 MIC 均 >256μg/ml。而在耐克拉霉素幽门螺杆菌菌株中，携带多个 *23S rRNA* 突变的现象较为常见，并且携带多个突变的幽门螺杆菌的克拉霉素最低抑菌浓度通常高于携带单个突变的幽门螺杆菌。有研究通过采取经三联 / 四联疗法根除治疗失败患者的胃黏膜，经耐药基因检测分析发现，每个患者感染的幽门螺杆菌菌株均含有至少 2 个位点的耐药基因突变，而携带 3 ~ 4 个突变的菌株也很常见，提示携带多个 *23S rRNA* 基因突变将导致幽门螺杆菌对克拉霉素的高度耐药，是导致感染者幽门螺杆菌根除治疗失败的重要因素。

细菌多重耐药外排泵机制，在幽门螺杆菌对抗生素耐药机制中的作用近年也开始受到学者们的关注，系统研究显示外排泵的相关基因簇对幽门螺杆菌耐克拉霉素也具有一定的作用。

通过对克拉霉素耐药菌株和敏感菌株的肌氨酸不溶性外膜蛋白质进行蛋白质组比较分析发现，外膜蛋白组成变化可能是幽门螺杆菌对克拉霉素产生耐药的一个新的机制。

（2）幽门螺杆菌对喹诺酮类抗生素的耐药机制

喹诺酮类抗生素包括左氧氟沙星、环丙沙星、莫西沙星等，其中在各国相关指南中推荐的喹诺酮类药物主要是氟喹诺酮类的左氧氟沙星，目前喹诺酮类药物通常作为幽门螺杆菌感染治疗的二线用药，尤其对于不宜应用铋剂的感染者，含左氧氟沙星的联合治疗方案常常作为补救性二线治疗方案。

喹诺酮类抗生素，通过抑制细菌DNA旋转酶和拓扑异构酶IV而产生抗菌活性。DNA旋转酶使超螺旋的DNA松弛，并将负超螺旋引入DNA，使细菌的染色体保持在负超螺旋状态。此外，该酶还参与了DNA的复制、重组和转录过程。作为细胞复制所必需的酶，使DNA旋转酶成为抗生素的靶酶。DNA旋转酶由 *gyr A* 基因编码的2个A亚单位和 *gyr B* 基因编码的2个B亚单位组成。

近年研究认为，幽门螺杆菌对喹诺酮类抗生素耐药率的增高主要与 *gyr A* 基因的喹诺酮耐药决定区（*QRDR*）突变有关，绝大部分是因 *87Asn* 和 *91Asp* 氨基酸残基突变所致，而87氨基酸位点的突变对抗生素最低抑菌浓度值影响最大。少部分耐药菌株同时携带2个 *gyrA* 基因突变，或 *gyrA* 和 *gyrB* 基因突变各1个，双重突变可能对细菌的耐药性具有强化作用。然而，近年有研究发现，单独的 *gyrB* 基因突变也可引起幽门螺杆菌对喹诺酮类抗生素耐药。不携带 *gyrA* 和（或）*gyrB* 基因突变的耐喹诺酮类的幽门螺杆菌比较少见。这些结果提示 *gyrA* 基因突变是幽门螺杆菌耐喹诺酮类的最主要因素。另外，最近研究显示对左氧氟沙星耐药的幽门螺杆菌中仍有部分对吉米沙星敏感，因此，对于左氧氟沙星耐药率较高的地区，采用含吉米沙星方案治疗可能有助于提高幽门螺杆菌根除率。

（3）幽门螺杆菌对阿莫西林耐药机制

阿莫西林属于 β- 内酰胺类抗生素，是一种半合成青霉素，阿莫西林对幽门螺杆菌的 MIC 非常低，通常＜ 0.03mg/L，是临床上最常用于幽门螺杆菌根除治疗的 β- 内酰胺类药物。青霉素结合蛋白（penicillin binding proteins，PBPs）是细菌细胞膜上的一种特殊膜蛋白，具有糖基转移酶和酰基转肽酶活性，参与肽聚糖的生物合成。阿莫西林通过与 PBPs 的紧密结合，抑制细菌细胞壁粘肽合酶，从而阻碍细菌细胞壁粘肽合成，使细菌胞壁缺损，菌体膨胀裂解。目前已经发现幽门螺杆菌表达 3 种高分子量的 PBPs（PBP1，PBP2，PBP3）和 6 种低分子量的 PBPs。阿莫西林对细菌的致死效应还包括触发细菌的自溶酶活性，缺乏自溶酶的突变菌株则表现出对阿莫西林的耐药性。

在幽门螺杆菌发现后的 30 多年中，阿莫西林被广泛用于抗菌治疗。幽门螺杆菌对阿莫西林耐药率在多数国家和地区一直处于相对较低的水平，因此，阿莫西林仍然是抗幽门螺杆菌的强效抗菌药物，而临床上不能应用阿莫西林是导致很多患者的幽门螺杆菌难以根除的原因之一。但是最近的研究统计发现，幽门螺杆菌对阿莫西林的耐药率正在逐年升高，且与地域性密切相关。幽门螺杆菌对阿莫西林的耐药率在我国各个地区也具有显著性差异。阿莫西林耐药性的这种地理差异与抗生素的使用模式密切相关，如抗生素的滥用。

细菌对 β 内酰胺类抗生素产生耐药通常是由于细菌合成 β 内酰胺酶、细胞膜对药物通透性的改变及青霉素结合蛋白的量或结构的改变而引起。研究发现，对阿莫西林耐药的幽门螺杆菌菌株没有检测到 β 内酰胺酶活性，而 *PBPs* 突变是导致幽门螺杆菌对阿莫西林耐药的主要原因，其对阿莫西林耐药性主要与青霉素结合蛋白酶的 *PBP1*、*PBP2*、*PBP3* 和一些孔道蛋白的基因突变相关。*PBP1* 基因突变可使细菌 *PBP1* 蛋白对阿莫西林的亲和力下降，但单独 *PBP1* 突变并不足以引起细菌对阿莫西林的高水平耐药，*PBP2* 和 *PBP3* 的突变可以强化幽门螺杆菌对阿莫西林的耐药性。有研究发现 *PBP1A* 羧基端的 10 个氨基酸突变及细胞通透性改变可能与幽门螺杆菌对阿莫西林中、高度耐药有关。药敏实验显示，携带 1 ～ 2 个突变的幽门螺杆菌表现为低度耐药，而携带多个突变的幽门螺杆菌往往表现为高度耐药。但是，上述突变基因的具体作用机制还有待进一步研究。此外，膜通透性降低或者阿莫西林外排泵系统，可能也是幽门螺杆菌对阿莫西林产生高水平耐药的机制之一。

（4）幽门螺杆菌对甲硝唑耐药的分子机制

硝基咪唑类药物如甲硝唑和替硝唑，因其杀菌活性不受胃内低 pH 的影响，且能在胃腔中浓集，具有较强的抗幽门螺杆菌活性等特点，成为抗幽门螺杆菌感染的主要药物之一，各国家地区相关指南中推荐用于治疗的硝基咪唑类药物主要是甲硝唑。甲硝唑曾经是治疗幽门螺杆菌感染三联疗法中最常使用的抗生素之一。但近年来由于幽门螺杆菌对甲硝唑耐药率急剧升高，目前国内外相关指南主要将甲硝唑推荐用于幽门螺杆菌根除治疗的四联方案。

甲硝唑的硝基咪唑还原过程是其导致幽门螺杆菌死亡的主要机制。硝基咪唑是药物前体，需要在细菌细胞内经过一个或者两个电子转移过程激活而起效。药物被动扩散进入细菌细胞后，通过一个还原步骤被代谢，其中该药为电子受体。在这个还原步骤中，幽门螺杆菌有几个硝基还原酶起作用，其中由 *rdx A* 基因编码的氧不敏感的 NADPH 硝基还原酶的作用是最重要的。硝基咪唑还原后产生一个亚硝基衍生物，这个亚硝基衍生物不能被再氧化，推进其生成的 NADPH 硝基还原酶被称为氧不敏感硝基还原酶，该亚硝基衍生物引起 DNA 损伤和随后的细菌死亡，从而发挥抗菌作用。在其他硝基还原酶作用下，硝基咪唑还原后生成毒性的阴离子自由基，并进一步形成超氧化物或亚硝基衍生物而发挥抗菌作用，由于该阴离子自由基可以被再氧化，所以这些硝基还原酶被称为氧敏感硝基还原酶。幽门螺杆菌对硝基咪唑类药物耐药性的产生，主要是由于细菌还原硝基能力下降，无法获得足够低的氧化还原电位，使硝基咪唑不能还原生成具有杀菌活性的代谢产物。

研究结果显示，*rdx A* 基因突变使幽门螺杆菌产生了对甲硝唑耐药性。NAD（P）H 黄素还原酶 *frx A* 和 *frx B* 基因突变也是幽门螺杆菌甲硝唑耐药基因的重要突变位点，其可增强 *rdx A* 基因突变所致的甲硝唑耐药性，但单独 *frx A* 和 *frx B* 基因突变并不能导致细菌对甲硝唑耐药。研究显示，有一小部分的甲硝唑耐药菌株的 *rdx A* 或 *frx A* 基因都未发生突变，提示幽门螺杆菌对甲硝唑的耐药性的产生可能还有其他分子机制参与，如 *rdx A* 和 *frx A* 基因表达调控、膜转运、DNA 修复细菌的代谢状态、酶系统的变化等机制在某种程度上也可能导致细菌耐药，这些可能的机制还有待于进一步的研究。

由于甲硝唑的代谢产物是诱变的，因此，它的使用可导致包括 *rdx A* 基因在内的所有基因的突变频率增加，从而快速诱导甲硝唑耐药突变体的产生。研究发现，当存在甲硝唑时，耐药的突变体比敏感菌株具有更强的生长优势。甲硝唑不仅诱导了细菌对其耐药的突变，而且选择了这些突变体，导致在使用包含甲硝唑的抗菌方案治疗后，很快出现幽门螺杆菌对甲硝唑的耐药菌株，产生耐药的突变体可以存活几十年，且经常与敏感菌共存。

幽门螺杆菌对甲硝唑产生耐药，使含甲硝唑方案的疗效降低的程度，依赖于方案中的其他药物和治疗的疗程。幽门螺杆菌对甲硝唑耐药时，细菌耐药对含克拉霉素或四环素的方案的影响比对含阿莫西林的方案的影响要小；治疗方案疗程越长，则细菌对甲硝唑的耐药性对治疗的影响越小。在含甲硝唑的方案中，对于低中度耐甲硝唑菌株，通过增加甲硝唑的给药剂量、延长治疗疗程可以在一定程度上克服细菌对甲硝唑的耐药性。

（5）幽门螺杆菌对四环素耐药的分子机制

四环素（盐酸四环素）属于四环素类广谱抗生素。在幽门螺杆菌感染的治疗中，当其与甲硝唑联合应用组成铋剂四联疗法时，该疗法在国际上被称为"经典或标准四联疗法"；在中国四环素还可与呋喃唑酮联合应用组成铋剂四联疗法。基于国内的多中心临床研究结果，2017 年颁布的《第五次全国幽门螺杆菌感染处理共识报告》中推荐了四环素与阿莫西林的铋剂四联疗法。

四环素为快速广谱抑菌剂，高浓度时对某些细菌呈杀菌作用。四环素经细菌细胞外膜蛋白弥散及通过细胞内膜上能量依赖性转移系统进入细胞内，可特异性的与病原微生物核糖体 30s 亚基的 A 位置结合，阻止氨基酰 -tRNA 在该位置的联结，从而抑制肽链的增长，影响细菌或其他病原微生物的蛋白质合成。

目前认为幽门螺杆菌对四环素的耐药机制与 *H.pylori* 16S rRNA 序列中 926-928 碱基处的替换突变有关。有研究采用实时定量 PCR 技术发现耐药菌株 *H.pylori* 16S rRNA 序列中的突变包括 AGA926-928TTC，AGA926-928TGC，AGA926-928ATC，AGA926-928TTA，AGA926-928GTA，AGA926-928GGC，AGA926-928ATA。其中以三个碱基对同时突变（AGA926-928TTC）时的抑菌浓度最高，引起细菌高水平的四环素耐药，其原因可能是富嘧啶序列与四环素的构象不兼容，导致药物与细菌的亲和力降低；而单个或两个碱基的突变则只会引起中低水平的耐药性。另有发现四环素耐药菌株不论是否存在 16S rRNA 突变，均显示出细菌细胞内药物的减少，提示导致幽门螺杆菌对四环素耐药的产生是多因素作用的结果，包括基因突变与膜通透性的改变。

（6）幽门螺杆菌对呋喃唑酮耐药的分子机制

呋喃唑酮属于硝基呋喃类抗菌药，对革兰阳性及阴性菌均有一定的抗菌作用。作为一种合成抗生素，其通过干扰细菌的氧化还原酶，抑制乙酰辅酶 A 等多种酶而干扰细菌的核糖蛋白及其他大分子蛋白，导致细菌代谢紊乱并损伤 DNA，从而阻断细菌的正常代谢。

近年文献报道的幽门螺杆菌对呋喃唑酮的耐药率较低，且细菌对呋喃唑酮不容易产生继发性耐药。目前研究发现幽门螺杆菌对呋喃唑酮耐药的产生，可能与细菌 *porD*、*oorD* 基因突变有关。

（7）幽门螺杆菌对利福布汀耐药的分子机制

利福布汀是一种利福霉素类半合成广谱抗生素，临床上主要用于治疗结核分枝杆菌感染。其与微生物的 DNA 依赖性 RNA 多聚酶 β 亚基形成稳定的结合，抑制该酶的活性，从而抑制细菌 RNA 的合成，起到杀菌作用。国际上，推荐利福布汀可以用于幽门螺杆菌根除治疗失败后的补救治疗，由于中国地区结核菌的人群感染率及细菌耐药率问题，中国相关共识从未推荐该药用于幽门螺杆菌感染的治疗。研究发现，幽门螺杆菌对利福布汀产生耐药，与编码 RNA 聚合酶 β 亚基的 *rpoB* 基因突变有关。

（8）幽门螺杆菌对抗生素多重耐药机制与细菌外排泵

伴随着微生物经历自然选择的过程，以及人类既往数十载抗生素应用的结果，使现代细菌演化出广泛存在的多样性的耐药基因，导致细菌对多种抗生素同时产生耐药性，细菌多重耐药的机制纷繁复杂，可以是多种单耐药机制共同作用，也可单纯由于主动外排泵作用导致细菌多重耐药。多重耐药外排泵也可与其他耐药机制如基因位点的突变等机制协同作用，共同提高幽门螺杆菌对抗生素的耐药性，并可能导致高水平耐药株的产生。

细菌药物外排泵是一组能将有害底物排出菌体外的转运蛋白，是细菌适应环境变化的表现，细菌外排泵的一个重要的特征是能够泵出结构相似性很小的底物，如抗生素、去污剂和染料等。在众多分子、生化耐药机制中，由基因编码的多重耐药外排泵在细菌固有耐药和获得性多重耐药中具有重要作用，而细菌的多重耐药外排系统，不仅介导了细菌的多重耐药，还与细菌的压力反应、致病性等功能具有相关性。研究显示，幽门螺杆菌与临床相关的多重耐药系统属于 RND 超家族，在 RND 类外排泵系统中，Hef ABC 与幽门螺杆菌对抗生素多重耐药相关，而其 Hef DEF 属于金属相关外排泵，能够外排钙、镍、锌等离子，并与幽门螺杆菌在胃内的定植相关。

细菌外排泵在敏感菌株之间并不表达或表达量很低，在细菌接触抗生素之后，外排泵表达量随即明显增加，以对在一定抗生素浓度下的细菌起到保护作用，进而为存活下来的细菌进一步获得特异性耐药（如药物靶点突变）提供机会，产生具有临床意义的多重耐药菌株。

（9）幽门螺杆菌的异质性耐药与混合感染

细菌的异质性耐药是指在体外的药敏试验中，发现细菌的大部分亚群属于敏感，但有一小部分亚群属于耐药，极少数的亚群甚至出现高水平耐药，这部分耐药亚群可以导致临床应用抗生素的失效。

有学者认为，幽门螺杆菌在人体胃内定植后，由于其具有显著的遗传变异性，在特定抗生素的作用下，胃黏膜可以同时定植敏感及耐药菌株，但其来源相同，这些菌株属于异质性耐药菌株；在定植菌株中，大约有5%属于来源不同的混合感染菌株，即胃内定植的进化的病原体群体可以由基因相同和不同的菌株组成。这些由细菌变异产生的异质性耐药菌株，可能导致来自同一感染者的细菌耐药性检测结果的不一致性，可能是导致宿主反复根除治疗失败的原因之一，但其对宿主及根除治疗的影响，还有待于进一步的研究和探索。

84. 根据细菌耐药性检测指导的临床治疗有利于疗效的提高

在幽门螺杆菌对常用抗生素耐药日益严重的背景下，学者们开始探索依据细菌耐药性检测结果进行根除治疗的有效率，各项研究结果均显示，依据细菌耐药性检测结果进行根除治疗可以提高根除治疗有效率。而根据细菌耐药性检测结果指导制定根除治疗方案，不但可以提高根除治疗的成功率，还可以避免不必要的抗生素的应用或滥用，减少抗生素相关不良反应的发生率，抑制或阻断耐药菌株在人群中的蔓延。

参考文献

1. KUO YT，LIOU JM，EL-OMAR EM，et al.Primary antibiotic resistance in Helicobacter pylori in the Asia-Pacific region: a systematic review and meta-analysis. Lancet Gastroenterol Hepatol，2017，2（10）：707-715.

2. GAO W，CHENG H，HU F，et al.The evolution of Helicobacter pylori antibiotics resistance over 10 years in Beijing，China.Helicobacter，2010，15（5）：460-466.

3. FIORINI G，ZULLO A，SARACINO IM，et al.Antibiotic resistance pattern of Helicobacter pylori strains isolated in Italy during 2010-2016.Scand J Gastroenterol，2018，53（6）：661-664.

4. SHAO Y，LU R，YANG Y，et al.Antibiotic resistance of Helicobacter pylori to 16 antibiotics in clinical patients.J Clin Lab Anal，2018，32（4）：e22339.

5. JAKA H，RHEE JA，ÖSTLUNDH L，et al.The magnitude of antibiotic resistance to Helicobacter pylori in Africa and identified mutations which confer resistance to antibiotics: systematic review and meta-analysis.BMC Infect Dis，2018，18（1）：193.

6. ABDOH Q, KHARRAZ L, AYOUB K, et al.Helicobacter pylori resistance to antibiotics at the An-Najah National University Hospital: a cross-sectional study.Lancet, 2018, 391 (Suppl 2): S32.

7. YOUSEFI-AVARVAND A, VAEZ H, TAFAGHODI M, et al.Antibiotic Resistance of Helicobacter pylori in Iranian Children: A Systematic Review and Meta-Analysis.Microb Drug Resist, 2018, 24 (7): 980-986.

8. SHU X, YIN G, LIU M, et al. Antibiotics resistance of Helicobacter pylori in children with upper gastrointestinal symptoms in Hangzhou, China.Helicobacter, 2018, 23 (3): e12481.

9. FARZI N, BEHZAD C, HASANI Z, et al.Characterization of clarithromycin heteroresistance among Helicobacter pylori strains isolated from the antrum and corpus of the stomach.Folia Microbiol (Praha), 2019, 64 (2): 143-151.

10. LIU DS, WANG YH, ZENG ZR, et al. Primary antibiotic resistance of Helicobacter pylori in Chinese patients: a multiregion prospective 7-year study.Clin Microbiol Infect, 2018, 24 (7): 780.e5-e8.

11. WANG D, GUO Q, YUAN Y, et al.The antibiotic resistance of Helicobacter pylori to five antibiotics and influencing factors in an area of China with a high risk of gastric cancer. BMC Microbiol, 2019, 19 (1): 152.

12. WANG LH, CHENG H, HU FL, et al.Distribution of gyrA mutations in fluoroquinolone-resistant Helicobacter pylori strains.World J Gastroenterol, 2010, 16 (18): 2272-2277.

13. LI XZ, PLÉSIAT P, NIKAIDO H.The challenge of efflux-mediated antibiotic resistance in Gram-negative bacteria.Clin Microbiol Rev, 2015, 28 (2): 337-418.

14. ZHANG XY, SHEN WX, CHEN CF, et al.Detection of the clarithromycin resistance of Helicobacter pylori in gastric mucosa by the amplification refractory mutation system combined with quantitative real-time PCR.Cancer Med, 2019, 8 (4): 1633-1640.

15. RIZVANOV AA, HAERTLÉ T, BOGOMOLNAYA L, et al.Helicobacter pylori and Its Antibiotic Heteroresistance: A Neglected Issue in Published Guidelines. Front Microbiol, 2019, 10:1796.

16. ARÉVALO-JAIMES BV, ROJAS-RENGIFO DF, JARAMILLO CA, et al.Genotypic determination of resistance and heteroresistance to clarithromycin in Helicobacter pylori isolates from antrum and corpus of Colombian symptomatic patients. BMC Infect Dis, 2019, 19 (1): 546.

17. 潘杰, 周晴接, 吴建胜, 等. 幽门螺杆菌高耐药地区基于人群耐药背景的幽门螺杆菌根除方案效果评价. 中华消化内镜杂志, 2016, 33 (11): 743-746.

18. COSTA S, SOARES JB, GONÇALVES R.Efficacy and tolerability of culture-guided treatment for Helicobacter pylori infection.Eur J Gastroenterol Hepatol, 2017, 29 (11): 1258-1263.

19. FALLONE CA, MOSS SF, MALFERTHEINER P.Reconciliation of Recent Helicobacter pylori Treatment Guidelines in a Time of Increasing Resistance to Antibiotics.Gastroenterology, 2019, 157 (1): 44-53.

20. FIORINI G, ZULLO A, SARACINO IM, et al.Pylera and sequential therapy for first-line Helicobacter pylori eradication: a culture-based study in real clinical practice.Eur J Gastroenterol Hepatol, 2018, 30 (6): 621-625.

幽门螺杆菌对抗生素耐药性检测方法

中国是胃癌高发国家，幽门螺杆菌感染是预防胃癌中最重要的可控的危险因素，根除幽门螺杆菌可以降低肠型胃癌发生风险，此外，患者还会有其他获益，如改善胃黏膜炎症、降低消化性溃疡发生及复发风险、改善消化不良症状等。

细菌对抗生素耐药是导致感染性疾病治疗失败的重要原因，由于近年来幽门螺杆菌对抗生素耐药问题日益严重，导致常用的根除治疗方案的根除率逐年降低。检测细菌对抗生素的耐药性，有针对性地选择敏感抗生素，可以避免不必要的抗生素应用，提高根除治疗的成功率。中国大量人群感染的幽门螺杆菌对克拉霉素、左氧氟沙星和甲硝唑等常用抗生素的耐药水平，已经远远超过了在临床幽门螺杆菌根除治疗方案中直接选择这些药物的警戒线，这些人群需要在抗生素药物敏感性检测数据支持下用药，幽门螺杆菌对抗生素的耐药性检测在中国已经成为临床急需普及的方法。

85. 传统幽门螺杆菌耐药性检测方法操作比较复杂

（1）E-试验（E-test）法

E-试验法（图1）是采用商品化药敏测试纸条进行的细菌耐药性检测方法，试纸条背面固定有预先制备的药物浓度呈连续指数增长的抗生素。操作时，先将已成功分离培养的幽门螺杆菌接种到培养基上，然后将测试纸条平铺于培养基上，在85% N_2、10% CO_2和5% O_2的混合气体条件下，37℃培养72h后判读结果，以抛物线形的抑菌环与E-试验纸条交界点，读取幽门螺杆菌的最小抑菌浓度。

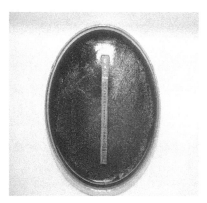

图1　E-试验法（彩图见彩插1）

目前常用于幽门螺杆菌耐药性测定的E-试验测纸条分别对应的抗生素有阿莫西林、克拉霉素、甲硝唑、左氧氟沙星、莫西沙星、利福平和四环素等。

（2）琼脂稀释法

琼脂稀释法是经典的细菌抗生素耐药性表型检测方法，被认为是细菌表型耐药检测的金标准方法，通过倍比稀释的方法配置抗菌药物的浓度，制备含不同抗菌药物浓度的琼脂稀释平板，再接种待测菌株，在微需氧条件下，37℃培养72h后判读结果，以无幽门螺杆菌生长的平板药物最低浓度作为MIC。

琼脂稀释法可获得准确的MIC值，适合于各种抗菌药物的测定。但由于检测条件苛刻，多用于科学研究，由于其结果与E-试验法具有较好的一致性，在可获得相关药物E-试验纸条的情况下，E-试验法便于进行临床检测，操作简便，但成本相对较高。

（3）K-B法

抗生素药敏试验纸片琼脂扩散法（简称K-B法），将含有药物的纸片贴在接种有幽门螺杆菌的固体培养基上，通过药物在培养基上的扩散，观察是否出现抑菌环，判断药物是否抑制细菌的生长，根据抑菌环的大小，判定药物对细菌的抑制作用强弱。抑菌环直径越大，说明药物扩散到远距离（药物浓度越低）时仍有抑菌能力，药物对细菌的抑菌作用越强。

K-B法药敏试验一般采用pH 7.4的Mueller-Himton琼脂（M-H培养基），含药纸片质量的优劣是药敏试验准确性的关键，在应用前须检验纸片的片间差和准确度，只有质控达到标准要求后才能够应用于临床检测。待检菌株应采用新鲜培养菌株（培养时间一般在36～72h），接种菌株后放置药敏纸片，片间中心距应不小于24mm，纸片距平板边缘应不小于15mm，以避免抑菌圈过度重叠而影响结果判读。

（4）幽门螺杆菌对抗生素耐药的折点判断有两种不同体系

目前幽门螺杆菌对抗生素耐药的折点判断有两种体系：美国 CLSI 体系和欧洲 EUCAST 体系，两者存在较大差异。中国主要参考美国 CLSI 标准，在判断各菌株最低抑菌浓度的基础上，按以下折点值判断幽门螺杆菌菌株对抗生素的耐药性：克拉霉素 ≥ 1mg/L（E- 试验法，≥ 0.5mg/L）、左氧氟沙星≥ 1mg/L、莫西沙星≥ 1mg/L 、利福布汀≥ 4mg/L、甲硝唑≥ 8mg/L、阿莫西林 ≥ 1mg/L 和四环素≥ 4mg/L，以幽门螺杆菌标准株 ATCC 43504 作为质控菌。

86. 分子生物学检测方法

由于幽门螺杆菌耐药机制复杂，传统药敏实验是幽门螺杆菌耐药性检测的最佳选择。然而，由于幽门螺杆菌苛刻的体外培养条件、较长的培养时间和较低或差异较大的培养阳性率（50% ～ 90%），使得传统幽门螺杆菌药敏实验在临床上可操作性很低，导致国内外的幽门螺杆菌根除治疗几乎都依据临床经验用药，这也使得幽门螺杆菌对抗生素的耐药率不断升高，而伴随着细菌对抗生素耐药率的攀升，使耐药菌株在人群中日益蔓延。

近年来，随着对幽门螺杆菌耐药分子机制研究的进展，细菌耐药基因突变在幽门螺杆菌耐药性中的重要性正越来越受到重视，通过分子生物学方法检测幽门螺杆菌的耐药基因突变方法开始在临床诊疗中被逐步应用，与临床药敏实验相比，基因突变检测操作比较简单、快速，并且可直接应用胃黏膜或大便等样本直接检测，可不需细菌培养即可进行相关分子检测。

（1）幽门螺杆菌对不同抗生素耐药基因及其突变特点（表4）

表4 幽门螺杆菌耐药基因及其突变特点

药物	基因	突变
克拉霉素	23S rRNA	A2142G，A2143G，A2144G，T2182C，A2223G，G2224A，C2245T，T2289C，C588T 等； 耐药性随突变位点增多而增高
阿莫西林	PBP1、PBP2、PBP3	耐阿莫西林幽门螺杆菌菌株含有多个突变
甲硝唑	rdxA、frxA	突变很多，存在 rdxA、frxA 基因不突变的甲硝唑耐药型，单独 frxA 和（或）frxB 基因突变不导致耐药
喹诺酮类	gyrA –QRDR 喹诺酮耐药决定区	gyrA 91Asp /87Asn，Asp91Asn/Gly/Tyr，Asn87Lys/Ile/Thr/Tyr 等
四环素	16S rRNA	$AGA_{926-928}$，以 TTC 耐药性最高
呋喃唑酮	porD、oorD	pord：C357T，A356G，G353A； oorD：A041G，A122G，C349A； 耐药性随突变位点增多而增高，但突变均导致低水平耐药，高度耐药未见报道，具体机制尚不十分明确

（2）常用幽门螺杆菌耐药基因突变检测技术的特点各有不同，DNA 测序是耐药基因突变检测的金标准

① PCR- 限制性片段长度多态性（restriction fragment length

polymorphism，FRLP）：通过特定的引物，利用 PCR 扩增基因中可能含有的突变的片段，利用不同的核酸内切酶对扩增产物进行酶切，通过分析酶切产物长度的特异性判断是否存在基因突变，如利用该方法对幽门螺杆菌菌株的 *23srRNA* 基因突变位点进行检测。该方法操作简便，敏感性高，但其准确性易受实验条件、操作人员、标本取材等因素影响。

②实时荧光定量（quantitative real time，QRT）-PCR：QRT-PCR 通过对 PCR 过程的实时监控，实现了特异、灵敏、快速、重复精确定量起始模板浓度，从而有效解决了定量检测及污染问题。

③细菌基因重复序列 PCR：一种基因组指纹分析方法，通过扩增细菌基因组中广泛分布的段重复序列，经电泳条带比较分析，揭示细菌基因组间的差异。该方法可用于大样本检测，分辨效果好，可重复性强。该方法已被应用于细菌基因分型、鉴定耐药菌株基因型等。

④反向杂交技术：利用标记的待检测核酸与未标记的固化 DNA 探针杂交，根据固定探针介质不同，可分为 DNA 酶免疫测定和 PCR 线性探针分析。DNA 酶免疫测定将反向杂交与酶联免疫吸附技术结合在一起，提高了耐药基因突变位点的检出效率。PCR 线性探针分析通过抗生物素蛋白链霉素 - 碱性磷酸酶螯合物及特殊显色判断基因突变位点，可用于大样本或多个耐药位点的检测。

⑤基因芯片技术：可以同时对数万个基因进行分析，具有高通量、平行性和微量化等特点，有效解决了细菌对多种抗生素、多基因、多位点突变一次性检测的问题。

⑥新一代测序技术：DNA 测序是耐药基因突变检测的金标准，可用于验证多种检测方法的可靠性，由于幽门螺杆菌耐药基因较多，其中多数基因较大，突变位点不集中，使得应用传统测序技术进行细菌耐药性检测变得非常繁琐。新一代测序技术（next-generation sequencing，NGS）采用并行测序的理论，可同时对上百万，甚至数十亿个 DNA 片段进行测序，从而实现了大规模、高通量的测序。

⑦质谱表型检测：利用飞行质谱技术对细菌耐药表型进行检测是近年发展起来的一类高通量快速检测技术，该方法具有快速、准确和低成本的特点。针对抗生素代谢酶类的飞行质谱鉴定方法，可能将会给细菌耐药表型的快速检测和诊断带来良好的解决方案，尤其针对幽门螺杆菌对甲硝唑耐药性的检测。甲硝唑属于硝基咪唑类抗生素，其本身并无抑菌活性，需要在细菌细胞内经硝基还原酶类代谢成为次级代谢产物才能够发挥抑菌作用，多种点突变都有可能因降低该酶的催化活性或引起酶失活引起细菌耐药性的产生，这类抗生素的敏感性尤其适合采用飞行质谱技术进行检测，具有良好的应用前景。

87. 幽门螺杆菌耐药基因型与表型

目前，已经鉴定了很多与幽门螺杆菌耐药相关的基因突变，然而幽门螺杆菌耐药基因型与表型不一致现象也给临床医生带来了困惑。这一方面是由于突变检测不全面所引起，只检测特定位点，漏检了其他耐药突变位点；另一个重要原因是不同耐药突变所致的最小抑菌浓度存在差异，而在不同菌株中 MIC 也存在差异。这些问题，提示我们对幽门螺杆菌耐药分子机制的认识仍然有限。近期有学者提出，由于细菌的微进化而产生的细菌异质性耐药，可能是导致幽门螺杆菌耐药基因型与表型不一致或者药敏检测结果差异的原因之一。

虽然单个基因突变可引起幽门螺杆菌对抗生素耐药，但其大多与幽门螺杆菌对抗生素的低度耐药相关，基因突变所致的低度耐药未必会导致临床上的细菌耐药。由于目前根除幽门螺杆菌治疗都采用三联／四联的联合方案，这些单基因突变所致的细菌低度耐药，似乎并不完全影响最终临床根除效果。这些结果同时也说明，含多个耐药突变与幽门螺杆菌对抗生素的高度耐药相关，可能是导致幽门螺杆菌根除治疗失败的最主要原因。

有研究发现，药敏实验结果与突变检测结果不一致的样本，大部分为野生型和突变型的混合菌株，因此，通过提高 MIC 破折点可使这两种检测方法的结果更为一致，并且更符合临床根除效果。有研究者利用突变检测指导难治性幽门螺杆菌感染者三线治疗方案，获得了很高的根除率。因此，利用幽门螺杆菌耐药基因型指导临床幽门螺杆菌治疗是确实可行的，并有可能获得比传统药敏实验更佳的临床根除效果。由于目前这方面的研究还较少，尚有待于大规模临床研究进一步证实。

由于目前对幽门螺杆菌耐药分子机制认识的局限性，当前情况下，结合药敏实验，并通过快捷有效的分子检测技术确定幽门螺杆菌耐药的突变基因型，再与实际临床根除效果作比较，这样才能够总结出准确的耐药突变判断标准。随着对幽门螺杆菌对抗生素耐药机制的深入研究，应用分子生物学技术检测细菌耐药已成为可能，而高通量基因芯片和新一代测序技术是幽门螺杆菌对抗生素耐药检测的最佳选择，但还需要更深入和广泛的研究，探索幽门螺杆菌耐药基因突变检测在临床中应用的可行性，以更好地指导临床合理应用抗生素，减少耐药菌株的出现和蔓延。

88. 抗生素药物敏感性检测临床应用前景广阔

（1）为幽门螺杆菌感染个体化根除治疗提供依据

目前中国多数地区人群幽门螺杆菌感染经验性治疗的根除率都在 80% 以下，并且开始有越来越多的难治性病例出现。研究显示，基于药敏试验指导的个体化治疗可达到 90% 或更高的根除率。按照国际共识和中国相关临床共识指导，当地区细菌甲硝唑耐药率超过 40% 或克拉霉素耐药率超过 15% ～ 20% 时，这些抗生素是否可以应用，应参照药物敏感性试验结果。近年来的临床监测结果显示幽门螺杆菌对左氧氟沙星的耐药率明显增高，而对阿莫西林的耐药也越来越不少见。临床上已经越发迫切地需要根据药敏试验结果，为幽门螺杆菌感染的个体化根除治疗提供依据。

（2）了解各地幽门螺杆菌对常用抗生素的敏感谱，为制定人群根除治疗药物选择提供指导

由于幽门螺杆菌药物敏感试验技术的可及性差，加之检测成本等原因，许多地区（尤其是欠发达地区）无法获得耐药数据用于临床的个体化治疗。虽然幽门螺杆菌感染率在世界范围内普遍较高，但其传播效率并不高，因此，不同地区的细菌耐药水平取决于相关人群的抗生素使用背景，了解当地人群的细菌耐药谱特征，可以在一定时间段内用于指导当地人群制订治疗方案时的抗生素选择，其根除率的提升虽不及个体化治疗，但可显著优于传统经验治疗。如果能够定期了解各地区感染人群细菌对抗生素敏感谱变化趋势并予以更新，必将会取得更好的临床指导效果。

89. 展望

近年来，幽门螺杆菌对抗生素的耐药性问题日趋严重，治疗成功根除率的降低给临床带来了巨大压力，同时也给人群的幽门螺杆菌感染干预策略的实施带来了困难，细菌耐药基因型与临床根除效果之间的相关性文献报道尚屈指可数，还需要组织大规模、多中心临床实验确定两者的临床相关性，综合考虑并探讨幽门螺杆菌耐药基因突变检测如何正确地应用于幽门螺杆菌根除的

个体化治疗中。但随着幽门螺杆菌抗生素药物敏感性检测技术的规范和普及，必将会带动中国幽门螺杆菌根除治疗过程中抗生素的更合理使用和成功根除率的不断提升，使幽门螺杆菌感染的个体化治疗和精准医疗成为可能，还将为基于人群幽门螺杆菌抗生素耐药水平数据的人群干预方案的制订提供依据。

参考文献

1. 郜恒骏，盛海辉. 耐药基因检测与幽门螺旋杆菌根除治疗. 中华医学杂志，2012，92（10）：657-658.

2. 方静，柴海娜，徐磊，等. 幽门螺杆菌耐药相关基因突变检测芯片的建立. 胃肠病学，2011，16（9）：539-543.

3. 李江，陈春峰，沈维祥，等. 突变阻滞扩增系统快速检测胃黏膜中幽门螺杆菌对克拉霉素耐药性的可行性. 中华消化杂志，2017，37（9）：593-597.

4. ZHANG XY，SHEN WX，CHEN CF，et al.Detection of the clarithromycin resistance of Helicobacter pylori in gastric mucosa by the amplification refractory mutation system combined with quantitative real-time PCR.Cancer Med，2019，8（4）：1633-1640.

5. SUN L，TALARICO S，YAO L，et al.Droplet Digital PCR-Based Detection of Clarithromycin Resistance in Helicobacter pylori Isolates Reveals Frequent Heteroresistance.J Clin Microbiol，2018，56（9）：e00019-18.

6. IDELEVICH EA，SPARBIER K，KOSTRZEWA M，et al.Rapid detection of antibiotic resistance by MALDI-TOF mass spectrometry using a novel direct-on-target microdroplet growth assay. Clin Microbiol Infect，2018，24（7）：738-743.

体检发现幽门螺杆菌检测阳性的
临床处理

随着人们对健康的重视，近些年健康体检项目日益增多，在体检时发现 ^{13}C- 或 ^{14}C- 尿素呼气试验检查阳性或者幽门螺杆菌血清抗体检测阳性，是导致患者来医院就诊的常见原因，包括基层医院和大医院的专科门诊。对于体检发现的这些检测结果阳性，如何合理而规范的处理，是临床医师每天都需要面对的重要问题。

90. 准确诊断和鉴别是有效临床处置的前提

任何检测方法都不是百分之百的准确，其检测结果都存在假阴性或假阳性可能，而影响检测结果准确性的原因很多，如检测的设备、试剂、操作方法、患者的机体状态、患者服用的药物影响等。幽门螺杆菌的状态，临床上分为未感染、既往感染和现症感染 3 种。

（1）幽门螺杆菌血清抗体阳性提示既往或者现症感染两种可能

幽门螺杆菌感染多在儿童期获得，幽门螺杆菌感染人体后可激发机体免疫反应，产生相应的抗体。血清学检测，可以反映人体一段时间内幽门螺杆菌的感染状态。幽门螺杆菌感染人体在 1 ～ 3 个月后产生抗体，而在幽门螺杆菌被根除后，血清中的抗体可以存在数月，甚至数年之久，因此，单纯幽门螺杆菌血清抗体检测阳性，并不能够提示被检测者一定存在幽门螺杆菌的活动感染（现症感染），尤其对于曾经接受过根除治疗的患者，有可能是其感染的幽门螺杆菌已经被根除而抗体仍持续存在。而对于既往未曾接受过幽门螺杆菌根除治疗者，血清抗体阳性常提示被检测者存在幽门螺杆菌现症感染的可能性大。当应用可以检测血清抗体滴度水平的试剂进行检测时，如果抗体检测滴度水平较高或者较长时间维持高滴度水平，常可提示被检测者存在幽门螺杆菌的现症感染或者治疗后未根除。

当体检发现幽门螺杆菌血清抗体检测阳性时，为了明确被检测者是否存在幽门螺杆菌的现症感染，还需要通过其他检测方法进一步明确，呼气试验检查是临床中最常用于判断幽门螺杆菌活动感染的非侵入性检测方法。

（2）多数情况下，呼气试验阳性提示人体存在幽门螺杆菌活动感染

在多数情况下，尿素呼气试验阳性，尤其当其检测值在正常

参考值上限 2 倍以上时，常提示被检测者存在幽门螺杆菌活动感染。但呼气试验阳性，被检测者未必一定都存在幽门螺杆菌活动感染，还需要结合患者的具体情况综合判断。

（3）呼气试验检测结果存在假阳性或假阴性可能

呼气试验检测的是幽门螺杆菌的一种代谢产物——尿素酶，而不是幽门螺杆菌本身。幽门螺杆菌可以产生一种叫"尿素酶"的物质，尿素酶可以分解尿素产生二氧化碳，当口服同位素标记的尿素后，如果胃内存在一定数量的幽门螺杆菌，这些细菌分解尿素产生的被同位素标记的二氧化碳，可以通过人体的肺脏被呼出来，仪器检测的就是被检查者呼出的二氧化碳气体中同位素的含量，然后通过计算被检测者服用检测试剂前后呼出气体中标记同位素的变化差值，就可以判断被检测者是否存在幽门螺杆菌的现症感染。

非幽门螺杆菌产尿素酶细菌可导致呼气试验检测假阳性结果。除了幽门螺杆菌，人体内还有一些其他细菌也可以产生尿素酶，这些细菌分布在人体口腔、胃、小肠等部位，由于这些细菌产生尿素酶的能力与幽门螺杆菌相比都比较弱，因此，多数情况呼气试验检测阳性提示人体存在幽门螺杆菌活动感染。但在某些特殊情况下，如弥漫性萎缩性胃炎肠上皮化生（由于胃酸分泌减少，导致胃内非幽门螺杆菌产尿素酶细菌的过度生长）、胃大部切除后（胃的解剖结构改变，胃排空时间改变）、胃排空过快（试剂过快地进入小肠，检测出小肠内的产尿素酶细菌）等状态时，呼气试验阳性时检出的也有可能是其他产尿素酶细菌，而不是幽门螺杆菌。呼气检查时保持静坐、在试剂中添加柠檬酸，有利于提高呼气检查的准确性。

呼气检测值的高低与疾病轻重无关，与细菌的负荷量和细菌的增殖程度有一定关系。但当呼气试验的检测结果接近临界值附近时，检测结果存在假阴性或假阳性可能。呼气检查的检测值距离临界值越远，检测结果的假阴性或假阳性的可能性就越低。

91. 确定存在幽门螺杆菌感染后，还需判断患者是否需要接受内镜检查

（1）应首先判断患者是否需要接受内镜检查

由于中国是胃癌高发国家，近年来流行病学研究发现胃癌发病的年龄在不断前移，有研究显示亚洲地区 35 岁及 45 岁以下人群的上胃肠道肿瘤（主要是胃癌，其他如食管癌、淋巴瘤等）的检出率分别为 3% 和 18%。

幽门螺杆菌感染是胃癌发生发展过程中最重要的可控的危险因素，中国关于幽门螺杆菌感染处理的诊疗共识中建议，对于 35 岁以上发现幽门螺杆菌活动感染的无症状患者，建议先进行内镜检查，以降低和避免肿瘤的漏诊风险。对于已经存在消化不良症状，尤其是存在报警症状的患者，更需要先进行内镜检查，了解患者胃内情况后，再进一步确定下一步如何处理。

胃镜检查的主要目的是排除消化道肿瘤的可能性，同时还可以了解患者有无其他相关疾病，如萎缩性胃炎、消化性溃疡等。通过胃黏膜病理检查还可以进一步明确相关疾病的性质和轻重程度，如胃黏膜急慢性炎症、萎缩肠化生的轻重程度等。此外，如果有条件，通过胃黏膜活检组织进行细菌耐药性检测，还可以指导医生根据细菌耐药性情况，合理选择抗生素精准治疗，提高治疗的成功率，避免不必要的抗生素应用。

（2）没有症状不等于没有病变

首先，只要存在幽门螺杆菌活动感染，胃黏膜就会有炎症。有学者提出，幽门螺杆菌现症（正在）感染＝慢性活动性胃炎。但患者是否有症状与其是否存在胃黏膜严重病变无关，患者症状轻重也与胃黏膜病变轻重程度无明显关系。

结合多年的临床经验及多项研究观察结果，在因发现幽门螺杆菌感染、没有明显症状而接受了胃镜检查的患者中，经内镜检查发现的各种胃部病变都有可能存在，如萎缩性胃炎、糜烂性胃炎、消化性溃疡，甚至胃癌、胃黏膜相关淋巴组织淋巴瘤等。

病例1：男性，38岁，体检发现幽门螺杆菌感染，无明显临床症状，胃镜检查发现，患者同时存在食管炎（轻度）、糜烂性胃炎和十二指肠球部溃疡，胃镜检查后再次追问患者，是否平时有什么不适的症状，患者仍然陈述自己平时没有任何不适症状。

病例2：男性，60岁，因体检发现幽门螺杆菌感染于外院就诊，因患者既往就诊时均没有出现过明显不适症状，体检血清肿瘤标志物、腹部超声等检查也都正常，外院医生没有建议患者先行胃镜检查，而直接给予患者药物根除治疗，患者因治疗失败，转至我院行细菌耐药性检测检查（需通过胃镜取得胃黏膜组织进行），胃镜检查时发现胃角部位溃疡性病变，病理检查提示胃癌。如果患者首次治疗成功了，就不会做内镜检查，而如等到患者出现症状时再进行内镜检查，那时候发现的肿瘤通常就是进展期或者晚期肿瘤了。

（3）先根除治疗再行胃镜检查，可能会延误早期胃癌的诊断

如果患者准备接受胃镜检查，建议先做胃镜检查，了解胃内情况后再进行幽门螺杆菌的根除治疗。有研究显示，在既往幽门螺杆菌感染状态下发生的胃癌（即先根除幽门螺杆菌后再行胃镜检查），与幽门螺杆菌现症感染状态下（即在根除治疗前先行胃镜检查）相比，先治疗再检查的患者，胃癌病变呈胃炎样改变，病变范围在内镜下会变得难以分辨。即在没有了解胃黏膜病变状态之前先进行除菌治疗，可能会掩盖早期胃癌病变的内镜下表现，从而延误早期胃癌的诊断和治疗。

我国 2017 年颁布的《第五次全国幽门螺杆菌感染处理共识报告》建议：对于年龄大于 35 岁、有胃癌家族史、有上胃肠道相关症状的幽门螺杆菌感染者，建议进行胃镜检查，以了解胃内情况。由于先除菌再检查，可能掩盖病情、延误诊断，因此，在治疗前先行内镜检查，既可以提高早期胃癌的检出率，也可以了解感染者有无胃黏膜萎缩 / 肠化生及相关癌前病变等情况，从而

可以使医生对感染者更有针对性地进行幽门螺杆菌感染的除菌及相关治疗和随访。

92. 幽门螺杆菌感染的治疗需遵循个体化的原则

（1）哪些感染者需要接受根除治疗

幽门螺杆菌感染与慢性胃炎、消化性溃疡、胃癌、胃黏膜相关淋巴组织淋巴瘤的发病均密切相关，其中消化性溃疡和胃黏膜相关淋巴组织淋巴瘤是全球均强烈推荐的根除治疗指征，对于未患有这两种疾病的患者，根除幽门螺杆菌治疗的主要目的是为了降低感染者未来胃癌发生的风险，同时感染者可能还会有其他获益，如降低消化性溃疡病发生和复发风险、改善消化不良症状等。根除治疗，对于年轻患者获益较大，而对于老年患者就需要权衡利弊了。

2015 年颁布的《幽门螺杆菌胃炎京都全球共识》建议，除非有抗衡因素，应对所有幽门螺杆菌检测阳性者进行根除治疗。但考虑到中国的国情特点，幽门螺杆菌人群感染率高、细菌耐药现象普遍、规范化治疗还有待于更广泛地普及、各地区的经济发展状况存在差异等，目前对于幽门螺杆菌的治疗还需要结合我们的国情，参考指南，合理诊疗。

（2）无症状幽门螺杆菌感染者接受根除治疗可以降低胃癌发生风险

亚洲是全球胃癌发病的高发区，其中尤其以中国地区胃癌的发病最高，中国人口约占全球总人口的 19%，但 2018 年全球预测的全年胃癌新发病例和死亡病例，中国分别占了 44.1% 和 49.8%，荟萃分析研究结果显示根除幽门螺杆菌治疗，可以使中国人群胃癌发生风险降低 44%。既往的研究多集中在胃癌高发区或者症状人群，近年的研究开始关注对于无症状幽门螺杆菌感染者，根除治疗是否同样可以使感染者受益。

2016 年一项荟萃分析研究：纳入了 24 项研究，其中 22 项在亚洲进行（亚洲是全球胃癌最高发的地区），分别有 14 项研究在 112 537 例无症状人群中进行、10 项研究在 133 846 例早期胃癌患者中进行，在 48 064 例 /340 255 人年中，共有 715 例胃癌患者，在调整基线胃癌发病率后，根除幽门螺杆菌感染者的胃癌发生率明显低于未接受根除治疗者，而随着年龄的增长，根除治疗者的获益还会继续适度增加。根除幽门螺杆菌治疗对无症状感染者和内镜下早期胃癌切除术后的个体均有显著获益。

2018 年一项韩国回顾性队列研究，评估了根除幽门螺杆菌是否会影响健康无症状人群胃癌的发生率。研究者对 38 984 名无症状个体进行了调查研究，对以下 3 组人群的胃癌发病率进行了调查和分析：无幽门螺杆菌感染组（幽门螺杆菌阴性组 n=14 282，37.0%）、根除幽门螺杆菌组（根除组 n=4535，11.8%）和未根除幽门螺杆菌组（非根除组 n=19 754，51.2%）。研究结果显示：在中位时间 6.4 年中，胃癌累计发病率为每 54.5 例 /10 万人年，经 Cox 比例风险模型多变量分析，发现非根除组人群胃癌累积发病率显著高于幽门螺杆菌阴性组（危险比 HR：4.12，$P<0.001$）和根除组（HR：2.73，$P=0.001$），但根除组与幽门螺杆菌阴性组人群胃癌累积发病率无显著差异。其他胃癌发生的危险因素有年龄、吸烟、胃癌家族史和萎缩性胃炎。在根除组，40 岁以上至 70 岁以下各年龄组人群标准化胃癌发病率均显著降低。

（3）对于老年患者，除菌治疗也可获益，但效果要在治疗 10 年后才能够显现

2018 年发表的一项来自香港地区的研究，通过对接受根除治疗的 73 237 例 $H. pylori$ 感染者人群数据进行分析，研究结果显示，对于 60 岁以上老年感染者，$H. pylori$ 根除治疗与年轻感染者一样，同样可以有获益，可以降低其胃癌发生风险，但获益效果要在根除治疗成功 10 年后才能够显现出来。

老年患者，容易合并多种基础疾病及多种用药，对药物的耐受性降低（尤其抗生素），容易发生药物不良反应，是否要给予老年患者进行幽门螺杆菌的根除治疗，以及采用何种方案进行治疗，需要权衡利弊，综合评估。

（4）经验性治疗是目前临床普遍采用的疗法，精准治疗是未来的发展趋势

根除幽门螺杆菌治疗，主要采用含有抗生素等多种药物的联合疗法。多种药物联合应用必然会增加药物不良反应的发生风险，降低患者服药的依从性。

对于感染性疾病的治疗，理想的治疗方案应当是基于细菌药物敏感性检测结果选择敏感的抗生素，再结合感染菌株及感染者自身特性，制定个体化的精准治疗方案。由于幽门螺杆菌在体外培养条件苛刻、费时、费力，细菌培养阳性率也很难达到理想水平，而细菌耐药基因检测费用较高，目前还不能广泛普及，因此，目前临床上对幽门螺杆菌的根除治疗普遍采取经验性治疗。

93. 接受幽门螺杆菌治疗后还需要复查和随访

患者接受根除治疗后临床症状是否缓解，与细菌是否根除没有必然关系。症状没有缓解不代表细菌没有根除；症状完全缓解，也不能提示细菌一定根除了。因此，细菌是否根除，还需要通过停药后复查呼气试验来明确。呼气试验检查是首选的用于判断幽门螺杆菌是否成功根除的非侵入性检测方法。复查呼气试验需要在停用所有治疗药物至少 4 周后进行。

由于中国地区幽门螺杆菌对抗生素的耐药率比较高，目前的根除方案的根除率都很难达到最理想的效果，较好的治疗方案也可能会有 10% ～ 20% 的失败率，因此，需要通过复查明确细菌是否根除。此外，幽门螺杆菌在人与人之间具有一定的传染性，尤其在家庭成员之间，只有在治疗后确定细菌真正成功根除，才能够真正地消除传染源。

对于已经发生胃黏膜萎缩 / 肠化生等病变的感染者，根除幽门螺杆菌可以抑制胃黏膜萎缩 / 肠化生的进展，但患者在幽门螺杆菌根除后，仍然存在一定的胃癌发生风险，除了复查呼气试验，患者还需要定期接受内镜的随访观察，以增加在胃癌发生时早期发现的概率，从而提高患者的生存率及生活质量。

参考文献

1. LEE YC，CHIANG TH，CHOU CK，et al.Association Between Helicobacter pylori Eradication and Gastric Cancer Incidence: A Systematic Review and Meta-analysis.Gastroenterology，2016，150（5）：1113-1124.

2. SUGANO K.Effect of Helicobacter pylori eradication on the incidence of gastric cancer: a systematic review and meta-analysis.Gastric Cancer，2019，22（3）：435-445.

3. BAE SE，CHOI KD，CHOE J，et al.The effect of eradication of Helicobacter pylori on gastric cancer prevention in healthy asymptomatic populations.Helicobacter，2018，23（2）：e12464.

4. LEUNG WK，WONG IOL，CHEUNG KS，et al. Effects of Helicobacter pylori Treatment on Incidence of Gastric Cancer in Older Individuals.Gastroenterology，2018，155（1）：67-75.

除菌前/后幽门螺杆菌胃炎的内镜下表现

中国是幽门螺杆菌人群高感染率国家，也是胃癌高发国家，内镜检查在中国已经普及，幽门螺杆菌感染是胃癌发生和发展的重要的可控危险因素，分化型或未分化型胃癌的发生均与幽门螺杆菌感染导致的胃黏膜炎症有关，在幽门螺杆菌高感染率地区，发生于无幽门螺杆菌感染的胃癌占比很低。

内镜技术的发展为内镜下观察胃黏膜幽门螺杆菌感染的直接或间接征象提供了可能。关于幽门螺杆菌胃炎的内镜下表现及相关概念，主要由日本学者提出，在2013年京都慢性胃炎共识会议后，为了使临床上对幽门螺杆菌感染诊断和胃癌风险评估能够更加明确客观和简便，日本学者提出了"京都胃炎分类"。了解在不同幽门螺杆菌状态时（未感染、既往感染、现症感染）幽门螺杆菌相关胃炎的内镜下表现和特点，有利于医生对患者进行更精准地诊断和治疗。

94. 未感染过幽门螺杆菌的正常胃（或无胃炎）

（1）内镜下 RAC 可见

未感染过幽门螺杆菌的正常胃，在内镜下主要表现为在胃内胃底腺区域，可以观察到黏膜上皮下的细集合静脉呈规则排列的微小红点，即胃体至胃窦近端侧可以见到 RAC（regular arrangement of collecting venules），而胃窦远端侧是幽门腺区域。

（2）其他内镜下表现

胃黏膜平滑、有光泽，胃内黏液黏稠度很低，胃体大弯皱襞细小，呈直线走行，胃内有时可以见到胃底腺息肉、陈旧性出血斑附着、胃窦和胃体脊状发红。

（3）无组织学胃炎状态

始终未感染过幽门螺杆菌的胃黏膜，组织学观察表现为无中性粒细胞浸润、萎缩、肠化生等表现的状态。

部分既往曾经有幽门螺杆菌感染史患者，内镜下表现及病理组织学检查，均与正常胃表现相同或者非常相近，这类患者的胃黏膜也可以定义为"正常胃或者无胃炎"。

95. 幽门螺杆菌现症感染的胃炎（慢性活动性胃炎，除菌前胃炎）

幽门螺杆菌感染多在儿童期获得，细菌感染早期先定植于胃窦部位，然后有些感染者感染的菌株会向胃体部小弯、大弯移位，导致胃黏膜全层性的炎性细胞浸润、胃底腺发生幽门腺化生，进而逐渐进展发生黏膜萎缩、肠化生。

（1）内镜下常见表现

可见胃体－胃底部黏膜点状发红、弥漫性发红，可伴有RAC模糊或消失、黏膜萎缩（血管透见像、褪色黏膜）、胃体皱襞异常（肿大、蛇形或消失）、黏膜肿胀、肠化生、鸡皮样（结节性改变）、黄色瘤、增生性息肉、胃内黏液呈白色浑浊等表现。

（2）提示感染者胃癌风险增高的内镜下表现：胃黏膜萎缩、肠上皮化生、胃体皱襞肿大、鸡皮样胃炎

萎缩性胃炎：胃黏膜变薄，胃体小弯皱襞消失，可透见网状、树枝状血管，出现黏膜褪色表现。肠上皮化生：在萎缩性背景胃黏膜中，可见多发白色的平坦、扁平隆起，NBI放大内镜下如果见到亮蓝脊（light blue crest）可以有利于内镜下诊断肠上皮化生。鸡皮样胃炎：目前被认为是未分化型胃癌的高危因素，内镜下观察可见胃黏膜像拔了毛后的鸡皮一样，表现为密集、均一的颗粒状－结节状隆起，多发生在胃窦至胃角部位，多见于幼年女性及年轻的成人感染者。

96. 幽门螺杆菌既往感染的胃炎（慢性非活动性胃炎，除菌后胃炎）

幽门螺杆菌既往感染的胃炎，主要见于成功根除幽门螺杆菌治疗后的除菌后胃炎，部分见于感染者感染的幽门螺杆菌自然消

失后（由于胃黏膜重度萎缩 / 肠化生，使细菌不能在胃内继续定植而自然消失）。

除菌后，组织学观察可以见到胃黏膜中性粒细胞浸润消失（活动性消失），慢性炎性细胞浸润减轻（炎症改善），但除菌后炎症并不能立即恢复正常，多数情况下仍然可以见到单核炎性细胞的残留浸润。

（1）内镜下常见表现

可见胃黏膜萎缩、肠化生，胃体至胃底部黏膜点状发红、弥漫性发红消失，部分可见到 RAC，如同时见到萎缩界限不明显、胃黏膜平滑有光泽、胃体大弯皱襞正常，应考虑幽门螺杆菌既往感染状态可能。弥漫性发红的消失，常可导致胃体或胃窦黏膜的地图样发红表现更加明显。

（2）内镜下慢性非活动性胃炎表现

通常白光内镜下可见"弥漫性发红消失"。放大内镜下可见"针孔样开口的出现"；可见"色调逆转现象"，即在慢性活动性胃炎中，胃黏膜非萎缩区域比萎缩区域发红，而在慢性非活动性胃炎中，萎缩区域要比非萎缩区域发红，与前者恰恰相反。

97. 除菌后内镜下胃癌的范围诊断更加困难

日本学者将幽门螺杆菌根除后（除菌后）被发现的胃癌，称为"除菌后胃癌"，包括除菌后发生的胃癌和除菌前发生但是在除菌后被发现的胃癌两种情况。目前临床医生关注的"除菌后发现胃癌"，通常特指除菌后经过 1 年以上被发现的胃癌。

2005 年，日本学者 Ito 等首先报道，在经过幽门螺杆菌根除治疗成功除菌后，胃的上皮性肿瘤（包括癌和腺瘤）的形态会发生变化，如内镜下可见隆起型癌的隆起变低平、癌与周围黏膜边界变得不清晰，而组织学观察可发现癌表面有非癌上皮覆盖等表现。有学者发现，在应用放大内镜观察时，发现除菌后癌灶及其周围黏膜均多呈现胃炎样表现，而这种变化可能为癌在黏膜表层的细胞高度分化所致。除菌后胃肿瘤的这些形态变化，导致内镜下对胃癌及其范围的诊断变得更加困难。

虽然除菌后对于发现胃癌产生一些不利影响，但是不能因此而不进行幽门螺杆菌的根除治疗，可以在治疗前先进行内镜检查，了解胃内情况，然后再进行根除治疗，从而提高早期胃癌的发现诊断率。另外，除菌治疗后胃内浑浊的黏液消失，胃黏膜弥漫性发红及胃体皱襞肿大消退，反而使内镜下观察胃黏膜病变较胃炎活动期时更加清晰。

参考文献

1. SUGANO K，TACK J，KUIPERS EJ，et al.Kyoto global consensus report on Helicobacter pylori gastritis.Gut，2015，64（9）：1353-1367.

2. 加藤元嗣，井上和彦，村上和成，等 . 京都胃炎分类 . 1 版 . 吴永友，李锐，主译 . 沈阳：辽宁科学技术出版社，2018.

3. 八木一芳，味冈洋一 .*H.pylori* 除菌后发现胃癌的内镜诊断 . 1 版 . 宫健，刘石，译 . 沈阳：辽宁科学技术出版社，2017.

幽门螺杆菌感染的经验性治疗与精准治疗

　　幽门螺杆菌感染与慢性胃炎、消化性溃疡、胃癌、胃黏膜相关淋巴组织淋巴瘤等多种疾病密切相关，《幽门螺杆菌胃炎京都全球共识》建议：尽管只有15%～20%的感染者可能出现相关的临床症状，但对于无症状的感染者其接受根除治疗的主要目的是预防幽门螺杆菌感染严重并发症的发生，如胃癌，尤其对于胃癌高发区的感染者。中国幽门螺杆菌人群感染率高，治疗不规范问题比较普遍，细菌对抗生素耐药问题也日益严重，因此，结合我国的国情，目前根除幽门螺杆菌治疗还需要遵循一定的指征。

98. 在应用抗生素治疗之前参考梅奥原则（Mayo Clinic Principles）

　　目前临床上根除幽门螺杆菌治疗主要通过含有抗生素等多种

药物的联合疗法，多种药物联合应用，必然会增加药物不良反应的发生风险，因此，在准备开始给患者应用抗生素治疗时，应注意参考以下基本原则：

①幽门螺杆菌感染的诊断准确；

②了解经验性治疗与基于药物敏感试验治疗的区别；

③了解药物的作用特点（如药代动力学、抗生素作用靶点）；

④考虑宿主自身因素对抗生素作用的影响；

⑤考虑抗生素对宿主的不良反应；

⑥知道何时需转诊患者至专科医生。

99. 细菌对抗生素耐药是导致经验性治疗失败的主要原因

根除幽门螺杆菌治疗可以分为经验性治疗和基于药物敏感性检测的治疗。由于幽门螺杆菌药物敏感性试验费时、费力，在基层医疗机构难以开展，因此，根据当地幽门螺杆菌对抗生素耐药率情况及临床试验结果进行的经验性治疗，是目前临床医生普遍采用的治疗方法。国内外一系列共识和指南中推荐的各种治疗方案也都是基于各国家和地区的经验性治疗方案。

幽门螺杆菌对治疗方案中所选择的抗生素产生耐药，是导致经验性治疗失败的重要原因，抗生素的选择缺陷还有可能诱发细菌的进一步耐药。随着经验性方案的推广，使用人群不断累积增多，细菌对抗生素耐药问题已经日益严重，使得近年来很多经验性方案的治疗成功率日益降低。

100. 根据细菌耐药性检测指导治疗，提高幽门螺杆菌根除治疗成功率

国内外共识推荐的经验性治疗方案，从三联疗法到四联疗法，疗程从 7 天延长到 10 天、14 天，但经验性治疗的临床根除率仍然在不断降低，细菌对抗生素的耐药性不断提高是导致根除率降低的一个最重要因素。中国大量人群感染菌株对克拉霉素、左氧氟沙星和甲硝唑等常用抗生素的耐药水平，已经远远超过了在临床幽门螺杆菌根除方案中经验性直接选择药物的警戒线，这些人群需要在抗生素药物敏感性检测数据支持下用药。而伴随着治疗成本的不断增加，驯化出的耐药菌株再也不是只对单一抗生素耐药，而是出现越来越多的多耐药或泛耐药菌株，对于高耐药人群，在药敏结果指导下的根除治疗是非常必要的。

对于治疗失败患者，尤其 2 次以上治疗失败的患者，国内外很多共识都已经推荐在再次治疗前进行细菌耐药性检测，如通过细菌培养的方法检测细菌对抗生素的敏感性，或通过基因检测的方法检测细菌的耐药基因突变情况，根据细菌耐药性检测结果选择敏感抗生素进行根除治疗，以提高再次治疗的成功率。而对于首次治疗患者，在治疗前先进行细菌耐药性检测，再根据检测结果合理选择敏感抗生素治疗，不但可以提高治疗的成功率，患者还会有多种获益。

由于幽门螺杆菌耐药机制的复杂性，传统药敏实验是幽门螺杆菌耐药性检测的最佳选择。然而，由于幽门螺杆菌苛刻的培养条件、较长的培养时间和 75% ～ 90% 阳性率，使得幽门螺杆菌药敏实验在临床上可操作性很低，导致临床上幽门螺杆菌的根除治疗几乎均依据经验用药，使得幽门螺杆菌的耐药率不断升高。近年来，随着对幽门螺杆菌耐药分子机制研究的进展及分子生物学检测技术的不断发展，细菌耐药基因突变在幽门螺杆菌耐药性中的重要性正越来越受到重视。通过对幽门螺杆菌耐药基因突变进行检测指导的根除治疗，已逐渐开始在临床应用和推广。

101. 个体化精准诊疗必将成为未来的发展趋势

对于幽门螺杆菌感染的根除治疗，最理想的治疗方案应当是结合菌株、宿主（感染者）、药物等特性而制定的个体化精准治疗方案。除了细菌对抗生素的耐药性，还有多种因素可影响幽门螺杆菌根除治疗的疗效，如患者对质子泵抑制剂代谢的基因型差异、菌株的毒力因子、患者自身存在的基础疾病、患者既往抗生素应用情况、患者服药依从性情况等。

对于根除幽门螺杆菌治疗疗效，除了细菌对抗生素的耐药性，经验性治疗和基于药敏试验的精准治疗的疗效还取决于多种其他因素，如宿主的伴发疾病、既往抗生素治疗的次数、阳性或阴性培养个体的细菌毒性差异，以及真实世界中地区细菌抗生素耐药的模式等。如果能够在感染者接受治疗前获得细菌对抗生素的耐药及敏感信息、患者的相关基因型信息及其相关病史和用药情况等信息，有针对性地选择和制定个体化的治疗方案，使患者可以接受精准的治疗方案进行治疗，不但可以提高治疗的成功率，还可以避免不必要的抗生素的应用，降低药物不良反应的发生风险。

随着基因组时代的到来，目前对于幽门螺杆菌菌株的全基因组测序已经成为现实，通过基因检测可以了解菌株的致病性及其对抗生素耐药性信息、宿主的药物代谢及癌症易感性等基因表达情况，从而使患者可以获得更加精准的诊断和治疗，个体化精准诊疗必将成为未来的发展趋势。

参考文献

1. LEE JW，KIM N，NAM RH，et al.Favorable outcomes of culture-based Helicobacter pylori eradication therapy in a region with high antimicrobial resistance. Helicobacter，2019，24（2）：e12561.

2. JUNG DH，KIM JH，JEONG SJ，et al.Peptide Nucleic Acid Probe-Based Analysis as a New Detection Method for Clarithromycin Resistance in Helicobacter pylori.Gut Liver，2018，12（6）：641-647.

3. CHO JH，JEON SR，KIM HG，et al.Cost-effectiveness of a tailored Helicobacter pylori eradication strategy based on the presence of a 23S ribosomal RNA point mutation that causes clarithromycin resistance in Korean patients.J Gastroenterol Hepatol，2019，34（4）：700-706.

4. LIU Q，QI D，KANG J，et al.Efficacy of real-time PCR-based detection of Helicobacter pylori infection and genotypic resistance-guided quadruple therapy as the first-line treatment for functional dyspepsia with Helicobacter pylori infection.Eur J Gastroenterol Hepatol，2015，27（3）：221-225.

5. PARK CG，KIM S，LEE EJ，et al.Clinical relevance of point mutations in the 23S rRNA gene in Helicobacter pylori eradication: A prospective，observational study. Medicine（Baltimore），2018，97（33）：e11835.

6. KO SW，KIM YJ，CHUNG WC，et al.Bismuth supplements as the first-line regimen for Helicobacter pylori eradication therapy: Systemic review and meta-analysis. Helicobacter，2019，24（2）：e12565.

7. FARZI N，BEHZAD C，HASANI Z，et al.Characterization of clarithromycin heteroresistance among Helicobacter pylori strains isolated from the antrum and corpus of the stomach.Folia Microbiol（Praha），2019，64（2）：143-151.

青霉素过敏患者的处理

阿莫西林是一种半合成广谱青霉素，属于氨基青霉素类。在幽门螺杆菌感染的治疗中，阿莫西林是最常应用的抗生素，其可与多种不同的抗生素联合应用，组成三联或四联疗法及优化二联疗法。对青霉素过敏、不能应用阿莫西林，是导致很多幽门螺杆菌感染者不能获得成功根除的重要原因之一。

102. 患溃疡病 30 年，因未应用阿莫西林导致幽门螺杆菌根除治疗多次失败

患者女性，50 岁，十二指肠溃疡病史 30 余年，因历经 6 年 5 次根除幽门螺杆菌治疗失败，经外院转诊就诊。患者曾告知医生其对青霉素过敏，因此，既往 5 次治疗方案中医生均未给予患者含有阿莫西林的治疗方案。经过仔细询问病史发现，患者所谓的青霉素过敏，其实就是多年前患者曾经做过一次青霉素皮试阳性，从此患者就认为自己青霉素"过敏"，也从未服用过阿莫西

林。在给予患者重新进行了青霉素皮试，结果显示阴性后，患者安全的接受了含阿莫西林的治疗方案，幽门螺杆菌被成功根除。

消化性溃疡是幽门螺杆菌感染处理中强烈推荐的根除治疗指征，由于细菌根除治疗失败，将可能导致患者溃疡病反复发作，患者还可能面临溃疡病并发症（出血、溃疡穿孔）及其可能导致的死亡风险。不能应用阿莫西林是导致很多患者多次治疗失败的重要原因。

103. 阿莫西林是幽门螺杆菌治疗中细菌耐药率低且最常用的抗生素

幽门螺杆菌对阿莫西林不易产生原发及继发性耐药，幽门螺杆菌对阿莫西林的耐药率一直处于较低水平，因此，感染者即便在既往的治疗中曾经应用过阿莫西林治疗失败，再次治疗时仍然可以选择应用含有阿莫西林的方案。

目前能够应用于幽门螺杆菌根除治疗的方案非常有限，多数方案都含有阿莫西林，因此，无法使用阿莫西林是导致很多患者多次治疗失败原因之一。

104. 仔细询问病史，有助于判断患者是否真正对青霉素过敏

在门诊诊疗时经常会遇到以下几种情况：

① "您对青霉素过敏吗？" "过敏。" "那您曾经服用过阿莫西

林吗？""我感冒发烧时经常吃阿莫西林。""阿莫西林就是口服的青霉素，您知道吗？""不知道。"

② "您对青霉素怎么过敏？""就是曾经有一次感冒了，医生要给我用青霉素，做皮试时有个小红包，医生就告诉我说我对青霉素过敏。""那咱们今天再做一次青霉素皮试，看看？""好的。"

患者再次青霉素皮试结果——阴性。青霉素皮试阳性，提示该患者不能注射该皮试液批号的青霉素。临床上，多数认为自己对青霉素过敏的患者，属于这种情况。

③ "您对青霉素过敏有什么反应？""我曾经注射青霉素时，前几天都没事，1周后出现了皮疹。从此以后，我再也没有打过青霉素，也没有吃过阿莫西林。"这类患者属于对青霉素迟发型过敏，用药后发生皮疹是青霉素过敏中最常见的反应。

④ "您对青霉素怎么过敏？""我小的时候，有一次打青霉素，皮试时阴性，打完针后我觉得胸闷憋气，医生给我注射了肾上腺素才缓过来。"这类患者属于对青霉素严重过敏。有些对青霉素超敏的患者，甚至闻到青霉素的味道都会发生休克，临床上青霉素发生超敏反应非常罕见，这些患者对青霉素过敏多与其自身的遗传素质有关。

105. 青霉素过敏反应分四型

人群中约有10%对青霉素过敏。人体对青霉素发生过敏反应，与药物的分子结构有关，当药物进入体内后，青霉素的核心

结构 β- 内酰胺环由于其化学不稳定性而自发降解，降解后的中间产物与蛋白结合形成的苄基青霉噻唑为引起药物过敏反应的主要抗原决定簇。随后，青霉噻唑基与多聚赖氨酸载体结合，青霉素分子的其余部分进一步降解后形成的一系列衍生物，也可以诱发人体的过敏反应。

①Ⅰ型速发型：用药后数分钟到数小时内，出现荨麻疹、低血压、支气管痉挛、血管性水肿和过敏性休克。

②Ⅱ型细胞毒型：表现为粒细胞减少、血小板减少、溶血性贫血等，多在用药后 72 小时出现。

③Ⅲ型免疫复合物型：循环免疫复合物在肾脏、关节和皮肤的血管壁沉积，引起发热、血管炎、间质性肾炎、关节疼痛和多形红斑，多在用药后 3 ～ 4 周出现。

④Ⅳ型迟发型：多在用药后 72 小时后出现，表现为斑丘疹等皮损。

106. 慎重选择首次治疗方案是提高治疗成功率的关键

对青霉素过敏、不能使用阿莫西林，导致这类患者在治疗幽门螺杆菌感染时其可选择的抗生素组合极为有限，对于这些患者，在选择首次治疗方案时要非常慎重，结合中国幽门螺杆菌对抗生素耐药流行情况，建议首选四联疗法。在选择抗生素时，可以选择四环素联合甲硝唑或者四环素联合呋喃唑酮的组合，但这些方案不良反应发生率相对较高，在治疗过程中，应注意对患者进行监测，嘱患者在出现不良反应时停药并尽快就医。

中国共识推荐，其他可以选择用于青霉过敏素患者的抗生素组合，如克拉霉素／甲硝唑、克拉霉素／左氧氟沙星、四环素／左氧氟沙星、克拉霉素／呋喃唑酮，在我国细菌对抗生素高耐药率的背景下，这些方案都难以获得理想的疗效。

国际上推荐用于治疗青霉素过敏者的方案主要包括质子泵抑制剂联合克拉霉素和甲硝唑的三联疗法，经典铋剂四联疗法（PPI、铋剂、四环素和甲硝唑）。美国相关指南建议，在幽门螺杆菌对大环内酯类耐药率低于 15% 的地区，可以选择三联疗法。而对于耐药率高的地区人群或者既往经常应用大环内酯类抗生素的患者，建议首选经典铋剂四联方案。

如果能够在患者首次治疗前，先进行细菌耐药检测，不但可以提高治疗的成功率，还有利于减少药物相关不良反应的发生风险，减少不必要的抗生素的应用。

107. 重新接受过敏测试

2017 年发表的美国消化病学会临床指南（AGA Clinical Guideline）指出：有青霉素过敏史的大多数患者并没有真正的青霉素超敏反应。幽门螺杆菌一线根除治疗失败后，对于这类患者应当转介他们接受过敏测试，绝大多数感染者最终可以安全的接受含阿莫西林的补救方案。

既往多数患者对青霉素过敏，与青霉素中的杂质有关，随着国家对药品质量的要求和控制越来越严格，近年来药物质量明显提高，皮试液的工艺技术也在进步，很多患者在重新接受青霉素皮试后，提示皮试结果阴性，这些患者最终可以接受含有阿莫西林的根除方案治疗幽门螺杆菌感染。

108. 头孢菌素有可能成为青霉素过敏患者的一种选择

头孢菌素与阿莫西林都属于 β- 内酰胺类抗生素，二者抗菌机制一致，其交叉过敏反应的发生率低于 10%。研究显示，幽门螺杆菌对头孢菌素的人群耐药率低于 2%。

目前已有临床研究应用不同的头孢菌素替代阿莫西林，治疗青霉素过敏患者的幽门螺杆菌感染，如头孢丙烯、头孢克肟、头孢呋辛等，研究结果显示的幽门螺杆菌根除率在 70% ～ 80%。应用头孢菌素替代阿莫西林治疗幽门螺杆菌感染能否取得较好的疗效，还有待于更多大样本的研究进一步探索。

109. 新型钾竞争性酸阻滞剂可能为青霉素过敏患者带来新的希望

新型质子泵抑制剂——钾竞争性酸阻滞剂 (P-CAB)，已经在多个国家和地区上市，已有在日本进行临床研究显示，

P-CAB 可以克服幽门螺杆菌对抗生素的耐药性，应用 P-CAB（Vonoprazan，VPZ）联合克拉霉素和甲硝唑的三联疗法，初次或补救治疗青霉素过敏患者的幽门螺杆菌感染，根除成功率达到 90% 以上，明显高于 PPI 联合克拉霉素和甲硝唑的三联疗法，提示 VPZ 联合克拉霉素和甲硝唑三联疗法，对青霉素过敏患者根除幽门螺杆菌具有良好的耐受性和有效性。

参考文献

1. 中华医学会消化病学分会幽门螺杆菌学组 / 全国幽门螺杆菌研究协作组，刘文忠，谢勇，等 . 第五次全国幽门螺杆菌感染处理共识报告 . 胃肠病学，2017，22（6）：346-378.

2. MALFERTHEINER P，MEGRAUD F，O'MORAIN CA，et al.Management of Helicobacter pylori infection-the Maastricht V/Florence Consensus Report.Gut，2017，66（1）：6-30.

3. CHEY WD，LEONTIADIS GI，HOWDEN CW，et al.ACG Clinical Guideline: Treatment of Helicobacter pylori Infection.Am J Gastroenterol，2017，112（2）：212-239.

4. NGUYEN CT，DAVIS KA，NISLY SA，et al.Treatment of Helicobacter pylori in Special Patient Populations.Pharmacotherapy，2019，39（10）：1012-1022.

5. ZHANG Y，GAO W，CHENG H，et al.Tetracycline- and furazolidone-containing quadruple regimen as rescue treatment for Helicobacter pylori infection: a single center retrospective study.Helicobacter，2014，19（5）：382-386.

6. 高文，郑世红，成虹，等. 含四环素和甲硝唑四联疗法一线治疗青霉素过敏患者幽门螺杆菌感染的疗效及安全性. 中华医学杂志，2019，99（20）：1536-1540.

7. 付伟，宋志强，周丽雅. 青霉素过敏患者的幽门螺杆菌根除治疗. 临床消化杂志，2016，28（4）：259-262.

8. ONO S，KATO M，NAKAGAWA S，et al.Vonoprazan improves the efficacy of Helicobacter pylori eradication therapy with a regimen consisting of clarithromycin and metronidazole in patients allergic to penicillin.Helicobacter，2017，22（3）.

9. SUE S，SUZUKI N，SHIBATA W，et al. First-Line Helicobacter pylori Eradication with Vonoprazan，Clarithromycin，and Metronidazole in Patients Allergic to Penicillin.Gastroenterol Res Pract，2017，2017：2019802.

治疗失败后再次治疗的间隔时间

110. 治疗失败后，间隔一段时间再治疗有利于提高根除率

经常有患者因幽门螺杆菌感染根除治疗失败就诊，有些患者在疗程结束后一个月复查呼气阳性时，就要求医生立即再次给予根除治疗。我总是告诉患者，两次治疗之间，最好间隔一段时间，这样既可以降低抗生素等药物不良反应发生风险，也可以提高再次治疗的成功率。

那么间隔多长时间合适呢？中国《第四次全国幽门螺杆菌感染处理共识报告》建议患者至少间隔 2～3 个月，对于多次治疗失败的患者，有些患者我甚至建议间隔 1 年以上再治疗，在等待再次治疗期间，我还嘱咐患者要尽量避免应用各种抗生素。

111. 研究显示，间隔时间 6 个月是再次治疗成败的关键时间

两次治疗间隔多长时间最合适呢？2018 年，意大利学者在美国消化疾病周（DDW）的国际会议上，报道了他们针对这个问题的研究结果，研究者将首次治疗应用三联疗法（奥美拉唑、阿莫西林和替硝唑）失败的患者纳入了研究，根据患者两次治疗期间不同的间隔时间分为 4 个治疗组：第 1 组 7 ～ 10 天后、第 2 组 1 个月后、第 3 组 3 个月后、第 4 组 6 ～ 12 个月后，每组患者均接受了相同的补救治疗方案，研究结果显示，两次根除幽门螺杆菌治疗的间隔时间，对于治疗的成功率非常重要，而至少 6 个月的时间间隔是影响治疗成败的关键时间。

112. 细菌发生球形变可能是导致短期内再次治疗失败的重要原因

幽门螺杆菌在被药物作用后，如果细菌没有被根除，细菌会发生球形变，从而可以逃避药物对其的杀伤作用。在革兰阴性杆菌中，产生球形变的能力是一种常见现象。幽门螺杆菌从螺旋状到球状体的转变，有利于细菌在环境不利状态下的长期生存，除接触抗生素可以使其发生球形变外，还有多种因素可以导致幽门螺杆菌发生球形变，如氧浓度增加、pH（酸性或碱性）的变化、温度升高、营养素缺乏、长时间的体外培养等。体外研究发现，

低剂量的抗生素刺激容易诱发幽门螺杆菌球形变的发生。

目前认为发生球形变的幽门螺杆菌以两种形式存在：一种是已经死亡或变性的幽门螺杆菌；另一种是虽未死亡，但不能或很难培养传代的非生长活跃期的幽门螺杆菌。在停用抗生素 2 ～ 4 周或更长时间后，发生球形变的细菌可以恢复原来的生长活性。这种发生球形变的幽门螺杆菌，不仅是导致幽门螺杆菌根除治疗失败的重要原因，而且还具有传染性。

幽门螺杆菌在发生球形变后，可能还有利于细菌生物膜的形成。生物膜就像致病菌的"房子"一样，保护细菌在不利环境中的长期生存，是细菌为了持久生存和生长的一种适应性机制，生物膜的形成有利于细菌抵抗抗生素的干扰和宿主的免疫反应。当细菌在生物膜内生长时，不但其在不同和不利环境中生存和免疫逃避的能力显著增强，其对抗生素的耐受性亦显著增强。在生物膜内生长的致病菌，可以诱发和加重感染，导致感染者长期和慢性的感染，并利于其在宿主体内或宿主之间的传播，而其对宿主的致癌性亦可能增强。有学者研究认为，牙龈中的生物膜可能是幽门螺杆菌在口腔内贮存的一种形式，并可能与幽门螺杆菌在人与人之间的传播有关。此外，生物膜的形成还可能与幽门螺杆菌通过污染的水源或食物传播途径有关。有学者报道，生物膜中球形变的幽门螺杆菌在淡水中存活时间可以长达 1 年。而幽门螺杆菌对人体感染的持续性，可能与其遗传变异性及生物膜的形成有关。我们既往的研究发现，在治疗前进行口腔洁治，可以提高再次治疗的成功率，并降低治疗后感染复发的风险，其机制可能与口腔洁治去除了口腔内隐藏在牙菌斑生物膜中的球形变幽门螺杆菌有关。

当细菌发生球形变时，在生物膜内生存的球形变幽门螺杆菌更容易对抗生素产生耐药性，此时如果给予抗生素进行根除治疗，不但难以根除幽门螺杆菌，还可能诱发或加重细菌对抗生素的耐药性，并可能导致耐药菌株的传播。

延长两次治疗的间隔时间，除了可以降低由于短期内反复应用抗生素导致的相关不良反应发生风险（如抗生素相关性胃肠道菌群失调），还可以使发生球形变的细菌有时间和机会恢复到正常的生长状态，并有可能降低细菌对抗生素的耐药性，从而提高了再次根除治疗的成功率。

113. 等待是为了更好的成功

经常有患者担心间隔时间过长，导致胃内病变加重，幽门螺杆菌感染多在儿童期获得，只是患者发现感染的时间多是在成年期，相对于漫长的感染时间，间隔几个月的时间并不算长，等待是为了获得更好的治疗效果和最低的治疗风险。

114. 个体化治疗是永恒的真理

在某些特殊情况时，如果患者临床疾病需要尽早进行幽门螺杆菌的根除治疗（如活动性消化性溃疡，尤其在合并并发症时；胃黏膜相关淋巴组织淋巴瘤），此时及时给予的根除治疗可能利大于弊。而对于一般患者，在等待再次治疗期间，如果患者相关症状较明显，可以给予患者一些对症治疗的药物，以帮助患者缓解症状，改善生活质量。对于任何一个个体患者，医生都需要根据患者的具体情况，给予其个体化的治疗方案。

参考文献

1. CHINESE SOCIETY OF GASTROENTEROLOGY，CHINESE STUDY GROUP ON HELICOBACTER PYLORI，LIU WZ，et al.Fourth Chinese National Consensus Report on the management of Helicobacter pylori infection. J Dig Dis，2013，14（5）：211-221.

2. KRZY EK P，GO CINIAK G. A proposed role for diffusible signal factors in the biofilm formation and morphological transformation of Helicobacter pylori.Turk J Gastroenterol，2018，29（1）：7-13.

3. PERCIVAL SL，SULEMAN L. Biofilms and Helicobacter pylori: Dissemination and persistence within the environment and host. World J Gastrointest Pathophysiol，2014，5（3）：122-132.

4. RIZZATO C，TORRES J，KASAMATSU E，et al.Potential Role of Biofilm Formation in the Development of Digestive Tract Cancer With Special Reference to Helicobacter pylori Infection.Front Microbiol，2019，10:846.

5. 侯海玲，孟焕新，胡伏莲，等 . 牙周基础治疗对口腔幽门螺杆菌的影响及其

基因型关系的研究 . 实用口腔医学杂志，2004，20（3）：353-357.

6. 候海玲，孟焕新，胡文杰，等 . 口腔幽门螺杆菌对胃幽门螺杆菌根除率的影响 . 中华口腔医学杂，2003，38（5）：327-329.

7. 高文，胡伏莲，王晓敏 . 含呋喃唑酮的四联疗法联合口腔洁治对幽门螺杆菌根除多次失败的补救治疗 . 中华医学杂志，2011，91（12）：836-839.

幽门螺杆菌感染的复发

幽门螺杆菌是一种寄居于人体胃内的革兰阴性微需氧菌，该病原体的感染多于儿童期获得，对于成年感染者，如不经过抗生素治疗，感染很难自愈。根除幽门螺杆菌的治疗在全球普及推广已近40年，国内外已有研究结果显示，部分患者在成功根除幽门螺杆菌后出现复发。由于幽门螺杆菌与消化性溃疡、慢性萎缩性胃炎、胃癌等多种疾病密切相关，根除幽门螺杆菌治疗可以给感染者带来多重获益，而幽门螺杆菌感染复发后可消除患者根除治疗后的获益，可再次引起感染者胃黏膜慢性持续性炎症，增加消化性溃疡、胃癌及胃黏膜相关淋巴组织淋巴瘤等相关疾病的复发风险，进而增加疾病负担。

由于根除疗法在幽门螺杆菌感染治疗中的广泛应用，根除后幽门螺杆菌的复发问题越来越受到重视，探索和了解幽门螺杆菌复发的流行情况及其相关危险因素，有利于最大程度上避免幽门螺杆菌感染的复发。

115. 幽门螺杆菌感染复发分为再感染和复燃，临床上很难鉴别

幽门螺杆菌感染复发是指患者经正规治疗，成功根除幽门螺杆菌一段时间后，再次检测幽门螺杆菌阳性（需排除检测假阳性可能），临床上将幽门螺杆菌感染的复发分为再感染和复燃两种情况。

幽门螺杆菌再感染是指患者在根除治疗成功后经过一段时间再次出现幽门螺杆菌感染，其感染菌株不同于原始菌株。而幽门螺杆菌复燃则指经过根除治疗后，原始幽门螺杆菌菌株的再现，意味着经根除治疗后细菌活力降低，暂时处于被抑制状态，以致目前检测方法未能检出，在经过一段时间后细菌重新大量繁殖并被检测出。

临床上，很难鉴别幽门螺杆菌的再感染与复燃，一般认为，幽门螺杆菌根除成功后检测转阳率随时间而逐渐下降，在成功根除后 1 年内迅速下降，并逐渐接近于成人自然感染率；也有报道称复发率在根除治疗 2 年后迅速下降；有研究认为，在幽门螺杆菌根除 3 年后复发，通常属于再感染。目前多利用 DNA 指纹图谱技术进行菌株鉴别，以鉴别复发的类型。有研究利用 DNA 指纹图谱分析技术发现，在纳入的 26 例幽门螺杆菌感染复发的患者中，根除后 1 年内复发者，其幽门螺杆菌大多与原始菌株同源（10 例中的 6 例），而 1 年后复发者，鉴定的菌株均与原始菌

株非同源。近年，应用基因分型方法可以从分子生学水平证实幽门螺杆菌感染的复发，是系同一菌株的复燃还是不同菌株的再感染。

多项研究显示，感染者根除后复发时间越长，再感染的可能性越大，虽然根除后复发的时间可以作为鉴别复燃或再感染的参考，但并非是绝对标准，精确鉴别尚需要利用 DNA 指纹图谱分析方法。由于目前利用 DNA 指纹图谱分析方法鉴别幽门螺杆菌感染复发的相关研究尚属于少数，"再感染"与"复燃"概念常被交叉使用，"再感染"这一概念有时也被用于表示"复发"。

116. 不同国家和地区报道的复发率存在较大差异

各国和地区报道的幽门螺杆菌感染复发率相差较大，介于 0 和 23.4% 之间。一项荟萃分析研究显示，发达国家幽门螺杆菌感染复发率约 1.25%，而发展中国家幽门螺杆菌感染复发率可高达 12%。日本学者进行的一项随访 12.5 年的研究发现，研究所纳入人群中幽门螺杆菌感染的累积复发率 1.1%，年复发率 0.22%；泰国研究报道的幽门螺杆菌感染复发率约 2.9%；韩国研究显示，根除治疗后 2 年内的年复发率约 9.3%，2 年后的年复发率下降至 2.0%；系统分析研究显示，在拉丁美洲 9 个国家根除治疗后 1 年内感染复发率约 7.9%/ 患者年；玻利维亚、越南等国家的年化复发率超过 10%。

在中国，各地区所报道的幽门螺杆菌感染复发率也存在差异，平均为 1.08% ～ 2.4%。一项针对 184 例十二指肠溃疡伴幽门螺杆菌感染患者，根除治疗后的随访研究显示，共有 4 例患者出现复发，平均年复发率 1.08%，其中 3 例于根除后 6 个月内复发，经 DNA 指纹图谱分析为复燃，1 例于根除后 24 个月复发，DNA 指纹图谱分析显示为再感染。另一项纳入了 743 例根除幽门螺杆菌成功患者的随访研究显示，年再感染率为 1.79%。广州地区一项 5 年随访研究结果显示，治疗后第 1 年再感染复发率为 1.01%，至第 3 年再感染复发率增加至 4.24%，此后逐渐下降至 0.42%。

117. 幽门螺杆菌感染复发与多种因素相关

Yan 等通过文献检索分析发现，幽门螺杆菌感染复发与人类发展指数（human development index，HDI）呈负相关（$r =$ 0.633），低 HDI 地区的幽门螺杆菌复发率高，该指数是一个综合的，客观的，以寿命、生活质量、教育水平等为基础的综合考虑指标。一项涵盖 45 个国家 132 篇研究的荟萃分析研究结果显示，幽门螺杆菌总体感染复发率为 4.3%，再感染率为 3.1%，其复发率与各国 HDI 呈负相关，在 HDI 最高的地区，幽门螺杆菌感染复发率最低，而在低 HDI 地区，幽门螺杆菌感染复发率普遍较高。而在发展中国家，贫穷人群幽门螺杆菌感染的复发率较高，富裕人群的复发率与西方国家相似。

韩国、新加坡等中高等水平 HDI 的国家的研究显示，这些国家和地区却仍有较高的幽门螺杆菌感染复发率，经荟萃分析研究发现，幽门螺杆菌感染复发率与不同地区幽门螺杆菌感染率存在正相关，由此可以解释，部分高 HDI 指数国家仍有较高的幽门螺杆菌感染复发率，可能与幽门螺杆菌高感染率导致根除后再暴露风险增高相关。

家庭成员感染幽门螺杆菌也是感染复发的危险因素之一，一项 DNA 指纹图谱分析研究发现，复发者与配偶感染的幽门螺杆菌菌株高度同源，提示配偶感染可能是感染者幽门螺杆菌感染复发的危险因素。一项针对阿拉斯加地区 229 例根除幽门螺杆菌患者随访研究结果显示，种族及教育程度低下与幽门螺杆菌感染复发存在相关性。有研究显示既往溃疡病病史是幽门螺杆菌感染复发的危险因素之一。而口腔内幽门螺杆菌与复发可能也存在一定的相关性，口腔基础治疗可能有利于降低幽门螺杆菌感染复发的风险。韩国近期的一项研究结果显示，年龄 < 60 岁的患者，其幽门螺杆菌感染复发风险低于年龄 > 60 岁患者。一项来自中国的研究结果显示，低收入水平、外出就餐卫生条件差及侵入性诊疗（如内窥镜清洗消毒不当也可能传播幽门螺杆菌），是幽门螺杆菌感染复发的独立危险因素。

118. 展望

通过对幽门螺杆菌感染复发的相关研究，从社会学和公共卫生的角度出发，提高人们的收入和健康意识对于预防幽门螺杆菌感染的复发具有重要意义。幽门螺杆菌根除治疗后，患者存在感染复发的风险，对于高危人群应定期随访其幽门螺杆菌的感染状态。而对于再感染患者，韩国的一项研究结果显示，采用四联疗法治疗，可以使再感染者获得较理想的根除率。

参考文献

1. FERNANDES YC, BONATTO GDA R, BONATTO MW. Recurrence rate of Helicobacter pylori in patients with peptic ulcer five years or more after successful eradication. Arq Gastroenterol, 2016, 53 (3)：152-155.

2. KIM SY, HYUN JJ, JUNG SW, et al. Helicobacter pylori recurrence after first- and second-line eradication therapy in Korea: the problem of recrudescence or reinfection.Helicobacter, 2014, 19 (3)：202-206.

3. RAYMOND J, THIBERGE JM, DAUGA C. Diagnosis of Helicobacter pylori recurrence: relapse or reinfection? Usefulness of molecular tools. Scand J Gastroenterol, 2016, 51 (6)：672-678.

4. TAKE S, MIZUNO M, ISHIKI K, et al. Reinfection rate of Helicobacter pylori after eradication treatment: a long-term prospective study in Japan.J Gastroenterol, 2012, 47 (6)：641-646.

5. VILAICHONE RK, WONGCHA UM A, CHOTIVITAYATARAKORN P. Low Re-infection Rate of Helicobacter pylori after Successful Eradication in Thailand: A 2 Years Study.Asian Pac J Cancer Prev, 2017, 18 (3)：695-697.

6. CORRAL JE，MERA R，DYE CW，et al.Helicobacter pylori recurrence after eradication in Latin America: Implications for gastric cancer prevention.World J Gastrointest Oncol，2017，9（4）：184-193.

7. ZHOU LY，SONG ZQ，XUE Y，et al. Recurrence of Helicobacter pylori infection and the affecting factors: A follow-up study.J Dig Dis，2017，18（1）：47-55.

8. HU Y，WAN JH，LI XY，et al.Systematic review with meta-analysis: the global recurrence rate of Helicobacter pylori.Aliment Pharmacol Ther，2017，46（9）：773-779.

9. 赖跃兴，朱佳莉，徐萍，等. 口腔幽门螺杆菌感染对胃幽门螺杆菌根除和复发的影响. 实用医学杂志，2014，30（2）：276-278.

10. 蒋承霖，蔡奇志，毛文灏，等. 共同治疗策略对根除幽门螺杆菌的影响. 临床消化病杂志，2014，26（4）：203-205.

11. BRUCE MG，BRUDEN DL，MORRIS JM，et al. Reinfection after successful eradication of Helicobacter pylori in three different populations in Alaska.Epidemiol Infect，2015，143（6）：1236-1246.

12. KAYALI S，MANFREDI M，GAIANI F，et al.Helicobacter pylori，transmission routes and recurrence of infection: state of the art.Acta Biomed，2018，89（8-S）：72-76.

13. NAM JH，RYU KH，PARK BJ，et al.Rate and predictive factors of Helicobacter pylori recurrence: Analysis of a screening cohort.Saudi J Gastroenterol，2019，25（4）：251-256.

14. XUE Y，ZHOU LY，LU HP，et al. Recurrence of Helicobacter pylori

infection: incidence and influential factors. Chin Med J （Engl），2019，132（7）：765-771.

15. CHOI YK，AHN JY，WON SH，et al. Eradication rate of Helicobacter pylori reinfection in Korea: A retrospective study. J Gastroenterol Hepatol，2019.

儿童幽门螺杆菌感染的处理

119. 幽门螺杆菌感染是世界上最常见的细菌感染

1982 年澳大利亚学者 Warren 和 Marshall 发现了幽门螺杆菌感染与慢性胃炎和消化性溃疡的相关性，1994 年 WHO 将幽门螺杆菌列为第 I 类致癌因子。2005 年，Warren 和 Marshall 因幽门螺杆菌的伟大发现而获得了诺贝尔医学和生理学奖。遗传学研究显示，幽门螺杆菌与人类的关系有着悠久的历史，幽门螺杆菌在人体内的定植发生在 58 000 年前，最初起源于非洲东部，随后在全球逐渐传播。全球人群幽门螺杆菌的感染率超过了 50%。

120. 全球幽门螺杆菌感染率差异较大，感染多在儿童期获得

全球人群的幽门螺杆菌感染率存在较大的差异，发展中国家感染率较高，发达国家感染率较低，如中国人群幽门螺杆菌感染

率超过 50%，而美国人群的感染率低于 10%。一项对 300 多名儿童从出生开始进行连续观察的研究发现，幽门螺杆菌感染的获得主要发生在生命的第 1 年，当儿童的年龄超过 5 岁后，其感染风险降低。

121. 儿童感染幽门螺杆菌的主要危险因素

幽门螺杆菌感染在发展中国家感染率较高，在不同的国家和地区均存在差异，取决于许多因素，如年龄、种族、地理和社会经济状况、细菌毒力、宿主特性和环境因素（主要是卫生条件）。其中，社会经济条件和卫生条件差及人口密度高，是幽门螺杆菌感染的主要危险因素。如家庭中子女多、缺少自来水和卫生设施、参加托幼机构等因素增加儿童感染幽门螺杆菌的风险。一些研究显示，儿童幽门螺杆菌感染的获得与母亲和祖母的幽门螺杆菌感染有关，在儿童期根除幽门螺杆菌后再感染率可高达 48%。

122. 多数儿童青少年幽门螺杆菌感染者无明显临床症状

幽门螺杆菌感染可以引起人类胃黏膜的慢性炎性反应，多数感染者没有明显的症状，10% ～ 20% 的幽门螺杆菌感染者可能发展为胃或十二指肠溃疡、胃黏膜萎缩、肠化生、异型增生、淋巴瘤或胃腺癌，感染者的临床疾病表现取决于细菌的毒力特征、宿主特征和环境因素，但这些疾病中，除了十二指肠溃疡，其他临床疾病在儿童青少年时期发生的可能性极低。

近年多项研究显示幽门螺杆菌感染与儿童的恶心、呕吐、反流、烧灼、腹痛等症状没有明确相关性。但幽门螺杆菌感染是儿童和青少年十二指肠溃疡的重要危险因素。一些来自中国人群的研究显示，幽门螺杆菌感染与儿童过敏性紫癜的发病具有一定的相关性。

123. 国际共识建议对于儿童青少年幽门螺杆菌感染的治疗指征应更加严格

幽门螺杆菌的长期感染可导致慢性胃炎、消化性溃疡、胃癌或胃黏膜相关淋巴组织淋巴瘤，但这些疾病主要发生在感染者成年以后，并非所有幽门螺杆菌感染者都会发生严重的临床疾病，感染者发生哪些临床疾病与其感染的细菌的毒力、宿主的自身特性和环境因素的长期共同作用有关。

一些研究显示感染幽门螺杆菌的儿童不易患哮喘、过敏性鼻炎和其他过敏性疾病，即在儿童期发生的幽门螺杆菌感染，可能对这些过敏性疾病具有一定的保护作用。因此，国际相关指南建议，除非有必须治疗的疾病（消化性溃疡是主要根除指征），不建议在儿童期治疗幽门螺杆菌感染，而在准备治疗儿童幽门螺杆菌感染之前应当充分权衡治疗的利弊和治疗的必要性。

影响儿童幽门螺杆菌根除治疗成功率的主要因素：地区推荐

方案的根除效率、细菌药物敏感性检测的系统性应用、治疗的依从性（＞90%）。幽门螺杆菌对克拉霉素、甲硝唑的耐药率增加，是导致儿童幽门螺杆菌根除治疗失败的主要原因，由于可用于儿童幽门螺杆菌感染根除治疗的抗生素有限，对于需要接受治疗的患儿，国际指南推荐在治疗前先进行细菌药物敏感性检测，根据药敏试验指导的治疗，不但有利于提高治疗的成功率，还可以降低药物不良反应发生率。在细菌抗生素耐药时代，最佳的根除治疗应当是以个体药敏为基础的个体化精准治疗。

常用根除治疗药物参考剂量：质子泵抑制剂 1 ～ 2 mg/（kg·d），阿莫西林 50 mg/（kg·d），甲硝唑 20 mg/（kg·d），克拉霉素 20 mg/（kg·d），替硝唑 20 mg/（kg·d）。针对耐药菌株治疗的高剂量阿莫西林参考剂量：75 mg/（kg·d）。

124.《儿童及青少年幽门螺杆菌感染处理欧美指南》解读（ESPGHAN/NASPGHAN，2017 年）

2017 年 6 月，欧洲及北美儿童胃肠肝病与营养学会联合颁布了关于《儿童及青少年幽门螺杆菌感染处理指南》，这项指南针对的是 18 岁以下儿童及青少年。

幽门螺杆菌感染通常在儿童期获得，虽然其是消化性溃疡和胃癌的重要病因，但与成人不同，儿童和青少年感染者很少会发生这些严重的并发症。此外，在儿童期感染幽门螺杆菌，还有可能有利于感染者生命后期免疫系统的发育。

虽然幽门螺杆菌感染常引起胃黏膜炎性反应，但绝大多数儿童感染者没有症状。目前没有研究证据支持一些儿童的功能性疾病（如复发性腹痛）与幽门螺杆菌感染相关。因此，在决定对儿童进行幽门螺杆菌感染的检测和治疗之前，应明确该决定是否对儿童具有明确的获益。

由于针对幽门螺杆菌感染治疗的风险－获益比具有年龄相关性，且一些抗生素不宜或禁用于儿童、青少年，因此，与成人不同，对于儿童和青少年的幽门螺杆菌感染治疗指征应当比成人严格。

（1）对于胃肠道症状临床调查的首要目标是明确症状的根本原因，而不是仅限于发现幽门螺杆菌感染

幽门螺杆菌根除治疗可以明显改善溃疡病患儿的消化道症状，但对于非溃疡性胃肠道症状，目前没有证据支持幽门螺杆菌感染是其病因，如针对这些症状进行幽门螺杆菌根除治疗，可能并不能改善患儿的消化道症状。对于怀疑器质性疾病导致腹痛的患儿，建议进行内镜检查以明确诊断，而不是进行无创的幽门螺杆菌检测。

①在内镜检查时，建议仅在确定患儿需要接受幽门螺杆菌根除治疗时，可以进行幽门螺杆菌快速尿素酶试验及细菌培养检测。

②如果只是在内镜检查时偶然发现幽门螺杆菌感染，在决定是否进行根除治疗之前，应当与家长/患儿充分沟通治疗幽门螺杆菌感染的风险及获益情况。

③不建议将幽门螺杆菌的"检测和治疗"策略用于儿童。

由于目前证据显示，根除幽门螺杆菌仅对消化性溃疡的症状具有缓解作用，除非临床怀疑或内镜确诊消化性溃疡，否则不建议采用有创性的方法进行幽门螺杆菌的检测。

当胃镜检查发现结节性胃炎而不伴有胃或十二指肠溃疡时，只有在确定准备给患儿进行根除治疗时，可以进行幽门螺杆菌快速尿素酶及细菌培养检测，以明确诊断及指导治疗。

幽门螺杆菌相关胃炎，可能是在患儿因其他疾病而接受内镜检查时偶然发现，尤其在幽门螺杆菌高感染地区。对于不伴有消化性溃疡的幽门螺杆菌相关胃炎，其在儿童期很少会导致患儿出现症状或者进展到严重的并发症，其原因可能与儿童感染幽门螺杆菌后产生的免疫反应与成人不同有关。在幽门螺杆菌感染率高的地区，儿童幽门螺杆菌根除后其再感染率可能也较高。在西方国家，有研究显示在儿童期感染幽门螺杆菌，有可能降低感染者过敏性疾病的发生风险。

对于因非消化性溃疡病而接受根除治疗的患儿，医生应告知家长及较长患儿，幽门螺杆菌感染可能并不是其症状的病因，虽然根除治疗可能可以预防未来溃疡病及胃癌的发生，但可能并不能缓解其症状。此外，根除治疗可能还具有一定的风险，如治疗失败、各种抗生素相关的不良反应（如腹泻、腹痛、胃肠道菌群失调）。

（2）对于胃或十二指肠溃疡的患儿，建议进行幽门螺杆菌的检测，如果确定其存在幽门螺杆菌感染，建议进行根除治疗，治疗后应对细菌是否根除进行评估

对于消化性溃疡（活动期或非活动期）患儿进行幽门螺杆菌根除治疗，可以愈合溃疡、明显降低溃疡复发风险，在根除治疗结束后，可以继续给予质子泵抑制剂 2 ～ 4 周治疗溃疡，在停用抗生素至少 4 ～ 6 周后及停用 PPI 至少 2 周后应对幽门螺杆菌是否根除进行评估，对于未根除患儿，应给予补救治疗。

在进行幽门螺杆菌感染检测时，应注意药物（如抑酸剂、抗生素）、活动性溃疡出血可能会影响检测的敏感性，导致假阴性的检测结果。

（3）不建议对功能性腹痛患儿进行幽门螺杆菌感染的检测

儿童复发性腹痛，如果没有报警症状和体征，多是功能性腹痛，与是否存在幽门螺杆菌感染无关。

报警症状包括：持续性右上腹或右下腹部疼痛，吞咽困难，吞咽疼痛，持续性呕吐，胃肠道失血，非主动性体重减轻，青春期发育延迟，不明原因发热，炎症性肠病或消化性溃疡病家族史等。

非侵入性幽门螺杆菌感染阳性检测结果，可能会诱发功能性腹痛患儿及其父母的焦虑，从而导致患儿接受不必要的内镜检查，对于这些患儿不建议进行幽门螺杆菌感染的检测。对于不伴有报警症状和体征、符合罗马功能性腹痛诊断标准患儿，罗马Ⅳ

相关指南也不支持对其通过内镜检查进行相关诊断。

①对于缺铁性贫血患儿，不建议把幽门螺杆菌感染检测作为初步筛查的检测项目。

②对于难治性缺铁性贫血患儿，当已经排除其他病因可能时，在进行消化内镜检查时可以考虑进行幽门螺杆菌感染的检测。

缺铁性贫血在 5 岁以下儿童较常见，其原因与这一时期儿童的快速生长导致铁需求增加有关。由于学龄前或学龄儿童发生缺铁性贫血与发生幽门螺杆菌感染的危险因素相近，很多缺铁性贫血患儿会同时合并幽门螺杆菌感染，但目前并没有研究证据支持幽门螺杆菌感染与缺铁性贫血之间具有因果关系。因此，对于儿童缺铁性贫血的处理，应当根据患儿的临床病史及年龄情况，参考相关临床指南，不建议将非侵入性幽门螺杆菌感染检测作为这类患儿病因的初步筛查。

对于难治性缺铁性贫血（对补铁治疗无反应、短期复发或合并其他报警症状），应考虑消化性溃疡导致的胃肠道失血、细菌导致的铁消耗等原因，如果患儿需要接受内镜检查，建议在内镜检查时通过胃黏膜活检方法进行幽门螺杆菌感染的相关检测。

（4）对于慢性特发性血小板减少性紫癜（CITP），建议可以考虑将幽门螺杆菌非侵入性检测用于病因的筛查

CITP 是一种自身免疫性疾病，血小板减少持续超过至少 12 个月。如果幽门螺杆菌感染检测阳性，应根据患儿的个体基础情

况及血小板计数情况确定患儿在根除治疗前是否需要接受内镜检查。目前幽门螺杆菌根除治疗对这类患儿的疗效仅限于一些小样本的研究，对于幽门螺杆菌感染与 CITP 的相关性研究还有待于更深入的设计良好的研究。

（5）对于生长发育迟缓患儿，不建议将幽门螺杆菌感染检测用于其病因筛查

目前没有研究证据显示幽门螺杆菌感染与儿童生长发育迟缓具有明确的因果关系，生长发育迟缓合并幽门螺杆菌感染较常见，这两种状况的发生均与营养不良、社会经济发展状态等因素有关，即两种状况的发生的危险因素相同，而不是两种状况之间具有因果关系。

（6）在进行幽门螺杆菌感染检测前，需停用质子泵抑制剂至少 2 周，停用抗生素至少 4 周

质子泵抑制剂和抗生素的应用，会影响幽门螺杆菌感染检测结果的准确性，对于需要接受检测的患儿，需要停用上述药物足够时间后，方可进行相关检测。

①幽门螺杆菌感染的诊断应基于细菌培养阳性或组织病理学提示幽门螺杆菌胃炎，且至少 1 项其他基于活检方法的检测阳性。

②在进行内镜检查时，建议至少采取 6 块活检组织进行幽门螺杆菌感染的诊断：2 块胃窦、2 块胃体用于胃炎诊断；1 块胃窦和 1 块胃体用于细菌培养或 1 块胃窦用于其他检测（如分子

检测）。

由于没有一种检测方法可以百分之百的确诊或不漏诊儿童的幽门螺杆菌感染，因此，建议对于儿童幽门螺杆菌感染的诊断需基于至少 2 种检测方法均阳性，而不能仅仅根据单纯组织学检查阳性就诊断幽门螺杆菌感染。细菌培养结果直接决定了后续的治疗方案的选择。因此，组织活检和细菌培养对于儿童和青少年是最重要的幽门螺杆菌感染的检测手段。

不建议将非侵入性检测方法用于幽门螺杆菌感染的初始检测，如果内镜检查时仅有组织学检查提示幽门螺杆菌感染，此时非侵入性方法检测结果阳性，支持幽门螺杆菌感染的诊断。

（7）不建议将血清、全血、尿液、唾液幽门螺杆菌抗体检测（IgG、IgA）用于临床检测

由于这些检测方法检测的是幽门螺杆菌相关抗体，而这些抗体依赖的检测方法，无法判断患儿是否存在现症感染，因此，不建议临床检测应用这些方法进行幽门螺杆菌感染的诊断。

（8）建议进行幽门螺杆菌抗生素敏感性检测，并根据检测结果制定具体的治疗方案

细菌对抗生素耐药是导致治疗失败的主要原因，治疗失败会增加患儿不必要的检查、治疗和相关的风险。如果患儿曾经因其他疾病而应用抗生素，可能会导致其感染的幽门螺杆菌对抗生素耐药。因此，建议对于因病情需要而接受幽门螺杆菌根除治疗的患儿，在治疗前，先进行细菌耐药性检测，根据检测结果制定

具体的个体化治疗方案。细菌耐药性检测可以采用基于细菌培养（E- 试验或琼脂稀释法）或分子检测（检测细菌对抗生素的耐药基因）的方法，建议从不同部位（如胃窦和胃体）取至少 2 块组织进行幽门螺杆菌耐药性检测。

（9）建议在不同国家和地区对幽门螺杆菌根除治疗一线方案开展多中心的疗效评估研究

由于幽门螺杆菌根除治疗失败带来的相关风险、医疗成本提高等因素，应尽量保证方案的根除成功率＞ 90%。导致幽门螺杆菌治疗失败常见原因包括不适合的治疗方案的选择、患儿依从性差、细菌对抗生素耐药等。但是，目前应用的很多治疗方案达不到理想的根除率，因此，有必要开展相关的多中心临床研究。

（10）建议医生在根除幽门螺杆菌治疗前，与患儿家庭充分沟通，强调依从性对提高治疗成功率的重要性

由于抗幽门螺杆菌治疗需要多种药物联合应用治疗至少10 ～ 14 天，治疗相关的不良反应也比较常见（尽管不良反应多较轻微），在治疗前与家长及患儿进行充分的沟通，如治疗期间可能发生的不良反应、依从性的重要性等，对根除治疗的成功与否具有重要的意义。

（11）建议的根除治疗方案：应根据幽门螺杆菌对克拉霉素或甲硝唑是否耐药，或既往是否应用过克拉霉素等，选择合适的根除治疗方案

由于幽门螺杆菌对抗生素耐药，尤其细菌对于克拉霉素和甲

硝唑的耐药对治疗的影响，是导致根除治疗失败的重要原因。对于需要接受根除治疗的患儿，当准备选择含有克拉霉素和（或）甲硝唑的治疗方案时，应根据细菌对相关抗生素的敏感性或者患儿既往抗生素的应用史情况，选择合适的抗生素用于根除治疗。

（12）建议在根除治疗结束至少4周后评估幽门螺杆菌是否根除，建议采用呼气试验的方法或者单克隆粪便抗原检测方法进行疗效评估

由于症状的缓解并不等同于细菌的根除，而如果细菌没有根除，患儿还有可能再发生幽门螺杆菌感染相关的临床疾病，因此，对于需要接受根除治疗的患儿，在治疗疗程结束至少4周，应评估其幽门螺杆菌是否成功根除。

（13）根除治疗失败后，建议补救治疗应根据抗生素敏感性、患儿的年龄及抗生素的可获得性，采用个体化的治疗方案

与成人不同，儿童治疗失败后，可选择的补救治疗方案有限，因此，初次治疗方案的选择至关重要。如果有条件，建议在补救治疗前进行抗生素敏感性检测。根据来自于成年人的研究结果，可以在补救治疗时考虑增加质子泵抑制剂和甲硝唑的剂量。有针对儿童的小样本研究显示，大剂量阿莫西林和PPI联合甲硝唑，可以获得66%的根除率；经典四联疗法（含四环素和甲硝唑方案）可以获得95%的根除率。但应当注意，增加药物剂量必然会增加相关不良反应的发生风险。

由于在很多国家和地区，儿童的幽门螺杆菌根除率明显降

低，而细菌对抗生素耐药率增加，因此，建议只有在儿童具有明确的根除治疗指征时或者偶然发现的幽门螺杆菌感染在经与家长密切协商后决定进行根除治疗后，再对儿童及青少年进行幽门螺杆菌的根除治疗。

参考文献

1. LINZ B，BALLOUX F，MOODLEY Y，et al.An African origin for the intimate association between humans and Helicobacter pylori.Nature，2007，445（7130）：915-918.

2. MÉGRAUD F，LEHOURS P，VALE FF. The history of Helicobacter pylori: from phylogeography to paleomicrobiology.Clin Microbiol Infect，2016，22（11）：922-927.

3. URITA Y，WATANABE T，KAWAGOE N，et al. Role of infected grandmothers in transmission of Helicobacter pylori to children in a Japanese rural town. J Paediatr Child Health，2013，49（5）：394-398.

4. IWA CZAK BM，BUCHNER AM，IWA CZAK F.Clinical differences of Helicobacter pylori infection in children.Adv Clin Exp Med，2017，26（7）：1131-1136.

5. MANFREDI M，GAIANI F，KAYALI S，et al. How and when investigating and treating Helicobacter pylori infection in children.Acta Biomed，2018，89（8-S）：65-71.

6. VANDERPAS J，BONTEMS P，MIENDJE DEYI VY，et al.Follow-up of

Helicobacter pylori infection in children over two decades（1988-2007）：persistence，relapse and acquisition rates.Epidemiol Infect，2014，142（4）：767-775.

7. CORREA SILVA RG，MACHADO NC，CARVALHO MA，et al. Helicobacter pylori infection is high in paediatric nonulcer dyspepsia but not associated with specific gastrointestinal symptoms.Acta Paediatr，2016，105（5）：e228-e231.

8. KALACH N，BONTEMS P，RAYMOND J. Helicobacter pylori infection in children. Helicobacter，2017，22（1）：e12414.

9. JONES NL，KOLETZKO S，GOODMAN K，et al. Joint ESPGHAN/NASPGHAN Guidelines for the Management of Helicobacter pylori in Children and Adolescents（Update 2016）.J Pediatr Gastroenterol Nutr，2017，64（6）：991-1003.

临床实践案例

125. 中西医结合治疗难治性幽门螺杆菌感染1例

（1）就医10年历经19次根除治疗失败，体外细菌培养未成功

患者男性，56岁，因慢性萎缩性胃炎合并幽门螺杆菌感染，历经10年19次根除治疗失败就诊（表5），患者常于清晨空腹时上腹不适，餐后腹胀，偶有烧心，食欲可，排便正常，体重稳定。既往无特殊病史，其祖母患有胃癌。查体：身高174cm，体重60kg，无明显阳性体征。胃镜活检行幽门螺杆菌培养结果阴性，未能进行细菌耐药性检测。

（2）详询病史，分析原因，中西医结合治疗成功根除幽门螺杆菌

经过详细询问病史、分析患者治疗失败可能原因，基于既往相关中医药治疗幽门螺杆菌感染研究基础，精心设计了中西医结合系统治疗方案（表6），患者于治疗结束后2个月、半年、1年、

2 年多次复查呼气检查均阴性，提示患者幽门螺杆菌获得成功根除。

表 5 患者既往历次幽门螺杆菌治疗方案及分析

日期	根除治疗方案	根除情况	失败原因分析
2005 年 1 月	O+A+Tz+Bi	未根除	可能与细菌耐药、药物剂量或疗程不足有关
2007 年 10 月	O+A+C	未根除	之前四联疗法失败，三联成功率降低，药物质量和疗程也可能影响疗效
2008 年 1 月	P+C+ 奥硝唑	未根除	Tz、奥硝唑、Mz 存在交叉耐药，C 继发耐药率高
2008 年 4 月	R+ F+ 奥硝唑	未根除	奥硝唑可能耐药，如选择 A、F 方案可能成功
2008 年 9 月	E+Le+Tz+Bi	未根除	如选择 A、Le 方案可能成功
2009 年 5 月	E+Le+Tz+Bi	未根除	与上次方案无变化，细菌已对药物产生继发耐药
2010 年 4 月	L+C+Tz	未根除	C、Tz 已用过多次，细菌已继发耐药
2011 年 1 月	E+Le+Tz+Bi	未根除	Le、Tz 已用过多次，细菌已继发耐药
2011 年 6 月	E+A+C	未根除	C 已用过多次，细菌已继发耐药
2011 年 10 月	R+A+Le+Bi	未根除	Le 已用过多次，细菌已继发耐药
2012 年 3 月	R+A+ 奥硝唑	未根除	奥硝唑已用过多次，细菌已继发耐药
2012 年 6 月	L+C+Tz+Bi	未根除	C、Tz 已经用过多次，细菌已继发耐药
2012 年 10 月	E+A+Le+Bi	未根除	Le 已用过多次，细菌已继发耐药
2013 年 3 月	E+A+Le+Bi	未根除	该方案已用过多次，细菌已继发耐药
2013 年 8 月	L+Tc+Tz+Bi	未根除	细菌对 Tz 已继发耐药，如用 Tc、F 方案可能成功
2014 年 2 月	E+A+Tc	未根除	该方案三联疗效不稳定
2014 年 8 月	E+A+C+Tz	未根除	C、Tz 已继发耐药，非铋剂四联多用于初次治疗

续表

日期	根除治疗方案	根除情况	失败原因分析
2015 年 2 月	E+A+Le+ 奥硝唑	未根除	Le、奥硝唑已用过多次，已继发耐药
2015 年 6 月	E+F+C+Bi	未根除	C 已用过多次，已继发耐药

注：A 阿莫西林；Tz 替硝唑；C 克拉霉素；F 呋喃唑酮；Le 左氧氟沙星；Tc 四环素；Bi 铋剂；O 奥美拉唑；P 泮托拉唑；R 雷贝拉唑；E 艾司奥美拉唑；L 兰索拉唑。

表 6　中西医结合幽门螺杆菌系统治疗方案

疗程	药物（3 次 / 日）
d 1 ～ 14	荆花胃康胶丸 2 粒 tid 餐前；双歧三联活菌 2 粒 tid 餐后
d 15 ～ 28	艾司奥美拉唑 40mg tid 餐前；胶体果胶铋 150mg tid 餐前；四环素 500mg tid 餐后；呋喃唑酮 100mg tid 餐后
d 19 ～ 42	荆花胃康胶丸 2 粒 tid 餐前；双歧三联活菌 2 粒 tid 餐后；胶体果胶铋 100mg tid 餐前

【病例分析和点评】

中国是胃癌高发国家，幽门螺杆菌感染是预防胃癌中最重要的可控的危险因素，根除幽门螺杆菌可以降低肠型胃癌发生风险，此外，患者还会有其他获益，如降低消化性溃疡发生风险、改善消化不良症状等。

细菌对抗生素耐药是导致治疗失败的重要原因。此外，患者对治疗的依从性、临床疾病类型、吸烟、感染者体重指数、治疗方案的选择、感染幽门螺杆菌的菌株类型等因素也与治疗的成败具有相关性。对于多次治疗失败患者，可通过细菌培养、药物敏感性检测等方法指导补救治疗方案的抗生素选择。但该患者在我院进行体外幽门螺杆菌分离培养未获得成功，失败原因可能与患者多次应用抗生素后细菌定植密度降低、细菌移位等因素有关。

患者既往已多次应用过克拉霉素、替硝唑/奥硝唑及左氧氟沙星，推测其感染的幽门螺杆菌对这些抗生素已耐药。在我国，幽门螺杆菌对阿莫西林、四环素、呋喃唑酮的耐药率一直处于较低水平，幽门螺杆菌对这些抗生素也不易产生继发性耐药，可以在复治方案中重复使用这些抗生素，如通过合理组合治疗药物有可能获得较好的补救治疗效果。

该患者虽在既往不同根除方案中联合其他抗生素应用过四环素或呋喃唑酮，但未曾应用过四环素和呋喃唑酮抗生素组合，因此，本次治疗选择了四环素和呋喃唑酮的抗生素组合。患者既往多次应用呋喃唑酮，未发生过相关不良反应，结合患者身高体重情况（60kg），将呋喃唑酮剂量增加至100mg tid。抗生素对幽门螺杆菌的抗菌作用具有胃内 pH 依赖作用，增加质子泵抑制剂剂量可以适当提高疗效，因此，方案中增加了艾司奥美拉唑的给药剂量。

我们既往研究显示，在治疗中加用荆花胃康胶丸，可以提高根除疗效，还有助于缓解患者消化不良症状。国内外多项研究结果显示在治疗中添加益生菌可减少抗生素相关不良反应，并可能提高疗效。因此，方案中添加了荆花胃康胶丸和益生菌。

患者依从性也是影响治疗效果重要因素。虽然本次治疗方案疗程较长，但患者治疗意愿强烈，因此，该患者在整个治疗过程中，依从性良好，未发生错服、漏服药物情况，按疗程服完了所有药物，服药期间患者未发生任何不良反应。

对于多次治疗失败的难治性幽门螺杆菌感染的治疗需要有经验的专科医师，详细分析患者治疗失败原因、结合患者个体情况精心设计可选择的治疗方案，以期获得良好的治疗效果。由于患者体外细菌培养失败，而患者就诊时细菌耐药基因检测尚未被应用于临床，因此，只能采用经验性治疗，但方案的制定，需根据仔细分析患者根除治疗失败原因（如抗生素选择、患者依从性等）、地区细菌耐药性情况、药物可获得性及患者个体情况等因素，精心设计个体化治疗方案。对于该例患者，通过精心设计，采用中西医结合治疗方案，使该患者最终获得了幽门螺杆菌的成功根除。

参考文献

1. 成虹，胡伏莲，盛剑秋，等. 荆花胃康胶丸联合含呋喃唑酮三联或四联疗法补救治疗幽门螺杆菌感染的多中心随机对照研究. 中华医学杂志，2016，96（40）：3206-3212.

2. 成虹. 幽门螺杆菌根除治疗失败的原因. 胃肠病学，2016，21: 385-388.

126. 胃黏膜相关淋巴组织淋巴瘤1例

（1）病历摘要

患者女性，32岁，主因"间断上腹痛10余年，胃镜发现胃溃疡1年余"就诊于北京大学第一医院（以下称我院）。患者10

余年前开始间断出现上腹疼痛，近半年出现食欲及体重下降，频繁恶心，偶有反酸及呕吐，大便正常。曾于外院服用阿莫西林、左氧氟沙星、呋喃唑酮等药物，具体疗程、剂量不详。既往：无慢性病史，无吸烟、饮酒史，无胃癌家族史。查体：上腹部压痛，余无特殊。

（2）诊疗经过

①胃镜检查：2013 年 7 月于我院行胃镜检查示贲门黏膜光滑；胃底、胃体黏膜光滑，色橘红，未见溃疡及肿物；黏液池清亮，量少许；胃角黏膜略硬，可见散在小溃疡，形状不规则，活检质韧；胃窦黏膜光滑，红白相间；幽门圆，开闭可，未见胆汁反流。食道、十二指肠未见异常。

②胃黏膜活检组织病理：固有层及黏膜肌内见大量小型淋巴细胞成片增生、浸润，核圆或欠规则，核质致密，胞质少，淋巴滤泡形成。固有层内大量幼稚浆细胞增生。可见淋巴上皮病变。局部伴活动性炎，上皮糜烂，急性炎性渗出，溃疡形成。黏膜肌增生，小血管增生。IHC：CD20（+++），CD3（+），CD4（+++），BCL2（+++），CD138（++），κ（-），λ（++），CD5（+），CyclinD1（-），CD68（+），CK（AE1/AE3）上皮（+），Ki-67：20%。

③幽门螺杆菌检测：快速尿素酶试验阴性，Hp 粪便抗原检测阳性，幽门螺杆菌血清抗体检测阳性。

④全身 PET-CT 检查：胃壁葡萄糖代谢未见明显增高，余显

像区域内未见明确淋巴瘤累及征象。

⑤血液检查：血常规：WBC 5.0×10^9/L，HGB 151g/L，PLT 201×10^9/L，NE% 63.4%，LYM% 30.2%。生化提示肝功能、肾功能无异常。

⑥临床诊断：胃黏膜相关淋巴组织边缘区 B 细胞淋巴瘤，根据 Lugano 胃肠淋巴瘤分期分为 I_{E1} 期。

⑦治疗经过

2013 年 8 月予四联抗幽门螺杆菌治疗，疗程 4 周：兰索拉唑 30mg bid+ 阿莫西林 1.0g bid+ 克拉霉素 500mg bid+ 果胶铋 200mg bid 方案治疗 2 周；雷贝拉唑 20mg bid+ 阿莫西林 1.0g bid+ 左氧氟沙星 200mg bid+ 果胶铋 200mg bid 方案治疗 2 周。停药后复诊，患者上述症状消失，体重上升 2kg。停药 10 周后再次复诊，患者无不适，行胃镜复查，镜下见：贲门黏膜光滑。胃底、胃体黏膜光滑，色橘红，未见溃疡及肿物。黏液池清亮，量中等。胃角、胃窦黏膜光滑，红白相间，胃窦小弯侧可见片状红斑。幽门圆，开、闭可，未见胆汁反流。食道及十二指肠未见异常。病理示：胃窦：中度慢性胃炎，活动I度，腺体排列规整，轻度肠化，腺体局部中度萎缩，黏膜肌增生，黏膜肌内淋巴细胞增生、聚集，未见淋巴上皮现象。考虑本例为胃黏膜相关淋巴组织边缘区 B 细胞淋巴瘤，经抗幽门螺杆菌治疗后获得完全缓解。

【病例分析和点评】

黏膜相关淋巴组织淋巴瘤是发生于结外的一种低度恶性 B 细

胞淋巴瘤，以前曾被误认为淋巴组织反应性增生或假性淋巴瘤，现在已明确将其定性为一种特殊类型的淋巴瘤。胃 MALT 淋巴瘤是胃非上皮性恶性肿瘤中最常见的一种，其临床病程属惰性，在很长的一段时间内，病变可仅仅局限在胃部。胃 MALT 淋巴瘤 10 年生存率接近 90%，其无病生存率接近 70%，但是随着病情的进展，其可以转化为高度恶性的弥漫性大 B 细胞淋巴瘤。既往传统治疗胃 MALT 淋巴瘤的方案首选手术治疗，再行放疗。

近年研究显示幽门螺杆菌感染与 MALT 淋巴瘤的发病密切相关，根除幽门螺杆菌是一种有效治疗该病的手段。目前对于 MALT 淋巴瘤的治疗，首选幽门螺杆菌根除治疗作为一线治疗方案已经成为全球共识，幽门螺杆菌根除治疗可使 75% 以上的肿瘤完全缓解、消退。该病例通过幽门螺杆菌的根除治疗使患者的淋巴瘤获得了完全缓解（图 2），对于该患者还需要进一步的定期内镜随访及幽门螺杆菌再感染的监测。

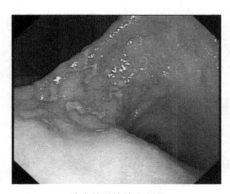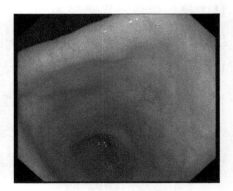

治疗前胃镜检查所见　　　　　　　　治疗结束后 10 周复查胃镜所见

图 2　治疗效果对比（彩图见彩插 2）

127. 二联疗法治疗消化性溃疡合并膜性肾病 1 例

（1）膜性肾病治疗效果不佳，因溃疡病合并幽门螺杆菌感染转诊至消化科

患者女性，56 岁，因膜性肾病半年余就诊于肾内科，肾内科予激素联合免疫抑制剂治疗效果较差，大量蛋白尿导致严重低蛋白血症和水肿。因间断腹痛、腹胀、反酸、烧心 10 余年，十二指肠球部溃疡合并幽门螺杆菌感染，症状加重伴食欲下降、体重下降（7.5kg/ 半年），由肾内科转诊至消化科，因患者消化道症状严重，肾内科医生建议患者先行幽门螺杆菌根除治疗。既往病史：高血压 1 年。

辅助检查：2015 年 5 月电子胃镜检查结果：慢性浅表性胃炎、十二指肠球部溃疡（S1）、幽门螺杆菌快速尿素酶试验（+）。胃黏膜活检病理检查提示胃黏膜明显慢性炎伴中度活动性炎，幽门螺杆菌病理染色（+++）。

（2）既往幽门螺杆菌多次根除治疗失败

患者因消化道症状发现幽门螺杆菌 7 年余，就诊前曾接受 4 次根除治疗均未获得成功。既往 4 次幽门螺杆菌根除治疗情况：

① 2010 年 1 月：雷尼替丁枸橼酸铋钾、阿莫西林、克拉霉素，服用 1 天后因出现皮疹，停药；

② 2013 年 12 月：雷贝拉唑、甲硝唑、克拉霉素、铋剂，剂量及疗程不详；

③ 2014 年 8 月：雷贝拉唑、甲硝唑、复方铝酸铋颗粒，剂量及疗程不详；

④ 2014 年 12 月：雷贝拉唑、克拉霉素，剂量及疗程不详。

（3）诊疗经过

①分析患者根除治疗的必要性

患者多次治疗失败，第一次治疗时曾经出现药物过敏反应，合并肾脏疾病和高血压，应用多种治疗药物，但患者消化道症状明显，消化性溃疡病又是幽门螺杆菌根除治疗强烈推荐治疗指征，而文献报道膜性肾病可能与幽门螺杆菌感染具有一定的相关性，根除幽门螺杆菌治疗可能对患者膜性肾病的治疗有利，这也是肾脏科医生建议患者先进行幽门螺杆菌根除治疗的主要原因。

患者虽然有大量蛋白尿、低蛋白血症，但患者的肝肾功能正常，可以考虑给予根除治疗。

②分析患者既往药物过敏的可能原因，选择可行的治疗方案

结合既往多年治疗经验，这类患者宜首选二联疗法。因该疗法对肝肾功能影响小，方案中应用的抗生素——阿莫西林的细菌耐药率低，且细菌对阿莫西林不容易产生继发耐药性。但患者在首次治疗时，曾出现皮疹，而方案中又包含有阿莫西林。患者能否应用二联疗法，关键是要判断患者药物过敏的原因。

经过详细询问患者既往药物过敏史情况：患者曾经注射过青霉素，未发生过青霉素过敏反应，既往也曾经多次服用阿莫西林，未出现过过敏反应。因此，考虑患者第一次服药出现皮疹与

雷尼替丁枸橼酸铋钾相关。

③与肾内科医生协商，制定 3 个阶段中西医结合治疗二联疗法方案

治疗前先行 ^{13}C- 尿素呼气检查：+；DOB：31.8。

第一阶段，中成药联合益生菌，调节胃肠道及菌群：荆花胃康胶丸 + 双歧杆菌活菌胶囊 + 复合乳酸菌胶囊，疗程 14 天，患者自觉服药后症状明显改善，食欲增加，复查呼气检查，DOB降至 26.0。

第二阶段，含阿莫西林的二联疗法杀菌治疗：艾司奥美拉唑 20mg tid+ 阿莫西林 1000mg tid，疗程 14 天，患者于服用抗生素 7 天时复诊，诉服药期间未出现明显不适，复查肝肾功能正常，嘱患者继续服用，在抗生素疗程结束时，再次复查肝肾功能正常。

第三阶段，继续予中成药联合益生菌，调理胃肠道及菌群，疗程 4 周。

患者在接受幽门螺杆菌根除治疗的过程中，消化道症状即开始明显缓解，食欲增加，体重稳定并开始增加。

（4）治疗后复查及随访，细菌根除，溃疡病和膜性肾病均获得治愈或缓解

①幽门螺杆菌及胃镜复查

患者停药 1 个月后复查：^{13}C- 尿素呼气试验：阴性，DOB：-0.2。

为避免检测假阴性结果可能及再次感染的发生，患者分别于根除治疗后3个月、半年、1年、2年、3年，多次复查呼气检查均阴性，提示患者幽门螺杆菌确实根除成功。

根除治疗后半年胃镜检查：慢性胃炎伴局灶萎缩糜烂，幽门螺杆菌快速尿素酶试验（-）；胃黏膜活检病理检查提示胃黏膜轻-中度慢性炎，幽门螺杆菌病理染色（-）。

②膜性肾病随访获得缓解

在幽门螺杆菌根除成功后，患者于肾内科继续接受免疫抑制剂治疗，患者的膜性肾病及蛋白尿在药物治疗后得到有效控制，尿蛋白定量由最高10g/24h（图3），逐渐降至尿蛋白阴性。在成功根除幽门螺杆菌后1年余，患者的膜性肾病缓解（图4），开始逐渐减停免疫抑制剂（表7）。

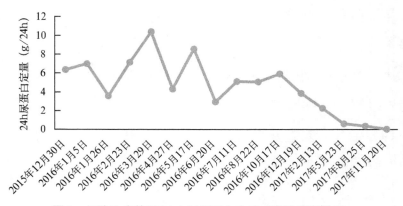

图3　根除治疗前后24小时尿蛋白定量（彩图见彩插3）

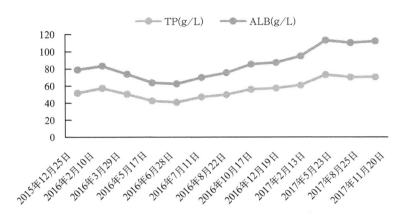

图4　根除治疗前后 TP、ALB 变化（彩图见彩插4）

（5）经验总结：个体化治疗永远是不变的根本

选择肾损害较小的抗生素，减少不良反应发生风险：肾脏血供丰富，血药浓度较高，大多数药物需经肾脏排泄，是药物不良反应发生的主要靶器官。抗生素是幽门螺杆菌感染根除治疗中最为关键的药物，而目前临床常用的6种抗生素（阿莫西林、克拉霉素、左氧氟沙星、四环素、甲硝唑、呋喃唑酮）均有不同程度的肾毒性，可引起肾功能损害或加重原有肾脏疾病。本例患者已患有膜性肾病，用药时需更加谨慎，因此，选择联合应用药物数量最少的二联疗法，抗生素选择肾毒性较小、较为安全的阿莫西林。

联合中成药及益生菌治疗：结合既往多年的基础和临床研究结果，以及临床工作经验的积累，在治疗方案中，联合应用中成药和益生菌，可以更好地改善患者症状，降低抗生素相关胃肠道

表7 诊疗经过及主要检查结果

时间	¹³C-呼气DOB值	尿蛋白	尿潜血	24h尿蛋白定量 (g/24h)	人血清总蛋白 (g/L)	人血清白蛋白 (g/L)	备注
2015年12月25日					51.7	27.3	
2015年12月30日		+	+	6.37			
2016年1月5日				7			
2016年1月8日	31.8	++	++				
2016年1月12日		+++	++				予中成药联合益生菌方案14天
2016年1月26日	26	++	++	3.59			予EA方案（埃索美拉唑20mg tid，阿莫西林1000mg tid），14天
2016年2月3日		++	−				
2016年2月10日		+	+		57.5	25.9	予中成药联合益生菌方案4周
2016年2月17日		++	++				
2016年2月23日		++	++	7.16			
2016年3月29日		+++	+	10.42	50.5	23.3	
2016年4月27日	−0.2			4.32			根除成功

续表

时间	^{13}C-呼气DOB值	尿蛋白	尿潜血	24h尿蛋白定量(g/24h)	人血清总蛋白(g/L)	人血清白蛋白(g/L)	备注
2016年5月17日		+++	++	8.58	42.8	21.1	
2016年6月20日		++	微量	2.96			
2016年6月28日					41	21.6	
2016年7月5日	1.7						
2016年7月11日		+++	+	5.12	47.2	22.9	
2016年7月12日							
2016年8月22日		++	微量	5.08	49.9	25.7	
2016年10月17日		++		5.94	56.1	29.4	
2016年10月27日	-0.2						
2016年12月19日		++	微量	3.86	57.5	29.9	
2017年2月13日		-	-	2.27	61	34	
2017年5月23日		-	-	0.59	73.2	40.2	
2017年8月25日		-	微量	0.36	70.3	40.1	
2017年11月20日		-	-	0.02	70.5	41.9	

菌群失调风险，提高患者治疗的依从性，并可能提高治疗方案对幽门螺杆菌的根除成功率。

治疗期间密切随访和监测：用药期间及用药后密切监测患者症状、肝肾功能变化情况，监测是否有不良反应发生，尤其是血尿、少尿等肾损害的症状发生，嘱患者如有发生应立即停药就诊。

（6）幽门螺杆菌感染与膜性肾病及蛋白尿的相关性

该例患者患有膜性肾病并已发生肾病综合征，蛋白尿与低蛋白血症是肾病综合征的两个重要特征，该类患者肾小球滤过膜受损，通透性增高，当蛋白质大量滤出超过肾小管重吸收能力时即产生蛋白尿，大量蛋白质经肾脏流失，继而导致低蛋白血症。长期大量蛋白尿不仅导致肾小球高滤过、加重肾小管－间质损伤、促进肾小球硬化、影响疾病预后，同时会导致患者蛋白质代谢紊乱、免疫功能低下等并发症。因此，蛋白尿是影响肾病综合征预后的重要因素。

该患者在幽门螺杆菌根除前，24h 尿蛋白一直处于较高水平，激素联合免疫抑制剂治疗效果不佳，而在根除成功后，24h 尿蛋白逐步下降最终趋于正常，得到明显控制，提示幽门螺杆菌感染可能对膜性肾病蛋白尿起到一定的促进作用，幽门螺杆菌根除治疗对降低尿蛋白水平是有益的。

24h 尿蛋白作为衡量肾脏疾病程度的一个重要指标，针对该指标的研究发现，其与幽门螺杆菌感染具有一定相关性，但是在不同疾病中，24h 尿蛋白的变化具有一定差异。已有研究表明根除幽门螺杆菌可降低膜性肾病患者的尿蛋白水平。一项通过对伴有幽门螺杆菌感染的 35 名膜性肾病患者、12 名 IgA 肾病患者及 12 名局灶性节段性肾小球硬化患者的研究发现，根除幽门螺杆菌后，三组患者血清肌酐、白蛋白和 C- 反应蛋白水平较根除治疗前无显著差异，但 24h 尿蛋白水平在膜性肾病组显著降低，并且差异具有统计学意义，而在另外两组中，24h 尿蛋白水平变化与治疗前相比无统计学意义。

幽门螺杆菌感染与肾脏疾病的进展亦可能具有一定相关性，国内一项针对慢性肾脏病（CKD）患者 360 例及同时期健康体检者 100 例研究发现，CKD 患者幽门螺杆菌现症感染随肾功能进展而增加。亦有研究发现，幽门螺杆菌感染患者发生终末期肾脏病的风险要远远高于非幽门螺杆菌感染者（*HR*：2.58）。

关于幽门螺杆菌感染与肾脏疾病相关性的作用机制，曾有研究者发现在 71 种与胃黏膜内幽门螺杆菌发生反应的单克隆抗体中，有 11 种抗体同时与肾小管细胞发生交叉免疫反应，因此，推测认为幽门螺杆菌可能通过介导自身免疫反应参与某些肾脏疾病的发病过程，但具体机制目前尚不得知。

该例患者在成功根除幽门螺杆菌后 24h 尿蛋白得到有效控制，人血清白蛋白水平恢复至正常。虽然目前幽门螺杆菌感染对膜性肾病及蛋白尿发生发展的作用机制仍不是十分明确，但是二者之间的相关性为临床治疗提供了良好的思路，对膜性肾病患者针对性检测幽门螺杆菌，对伴有幽门螺杆菌感染的膜性肾病患者积极进行根除治疗，有可能更好地提高相关肾脏疾病的治疗效果。

参考文献

1. 中华医学会消化病学分会幽门螺杆菌学组 / 全国幽门螺杆菌研究协作组，刘文忠，谢勇，等 . 第五次全国幽门螺杆菌感染处理共识报告 . 胃肠病学，2017，22（6）：346-378.

2. 全国中西医整合幽门螺杆菌处理共识专家组 . 全国中西医整合治疗幽门螺杆菌相关"病－证"共识 . 中华医学杂志，2018，98（26）：2066-2072.

3. CHEY WD，LEONTIADIS GI，HOWDEN CW，et al.ACG Clinical Guideline: Treatment of Helicobacter pylori Infection.Am J Gastroenterol，2017，112（2）：212-239.

4. YANG JC，LIN CJ，WANG HL，et al. High-dose dual therapy is superior to standard first-line or rescue therapy for Helicobacter pylori infection.Clin Gastroenterol Hepatol，2015，13（5）：895-905，e5.

5. 李江，成虹，高文，等 . 不同中药提取物对幽门螺杆菌耐药菌株体外抗菌活性研究 . 现代中医临床，2015，22（2）：21-23，28.

6. 叶晖，张学智 . 荆花胃康胶丸治疗幽门螺杆菌相关上消化道疾病临床研究进展 . 中国中西医结合消化杂志，2014，22（11）：694-698.

7. 成虹，胡伏莲，盛剑秋，等 . 荆花胃康胶丸联合含呋喃唑酮三联或四联疗法补救治疗幽门螺杆菌感染的多中心随机对照研究 . 中华医学杂志，2016，96（40）：

3206-3212.

8.DEDE F，AYLI D，GONUL I，et al. The effect of Helicobacter pylori eradication on proteinuria in patients with primary glomerulonephritis.Arch Med Sci，2015，11（4）：764-769.

9.陶琳，尤冠巧，张丽娜，等.慢性肾脏病患者幽门螺旋杆菌感染率分析.中国中西医结合肾病杂志，2017，18（10）：873-876.

10.刘倩，叶晖，王灼慧，等.二联疗法根除幽门螺杆菌治疗消化性溃疡合并膜性肾病一例.中华医学杂志，2019，99（26）：2076-2077.

128. 胃溃疡，肾移植后，精准治疗 1 例

（1）胃癌家族史，发现幽门螺杆菌感染

患者男性，39 岁，因父亲发现胃癌而体检进行了呼气试验检查，发现幽门螺杆菌感染就诊。患者就诊时无明显胃肠道症状。既往病史：12 年前因肾功能衰竭接受肾移植，高血压；每日需服用 8 种药物，包括降压药、抗排异药、激素、免疫抑制剂等。肾移植后曾经出现慢性腹泻，经检查后考虑与肾移植后排异和免疫抑制剂相关可能，治疗后好转。

（2）存在幽门螺杆菌根除治疗抗衡因素

患者有胃癌家族史，为幽门螺杆菌感染根除治疗的指征之一。但治疗幽门螺杆菌感染，需要联合包含抗生素在内的多种药物进行治疗，这些药物都需要经过人体的肝脏和肾脏进行代谢，而抗生素是引起人体肝肾损害的常见药物。患者的移植肾很宝

贵，如万一在应用抗生素的治疗中诱发了肾损害，后果不堪设想，因此，如果没有必须治疗的指征，对这类患者不建议进行幽门螺杆菌的根除治疗。

考虑到患者年轻，有胃癌家族史，虽然目前没有明显的不适症状，但并不能判断其将来不会发生胃癌。为进一步判断患者胃癌发生风险情况，建议先行胃镜检查了解胃内情况，同时可以采取胃黏膜组织进行细菌培养、幽门螺杆菌的全基因组测序和耐药基因检测以了解患者感染的幽门螺杆菌的致病性和细菌对抗生素的耐药情况。

（3）诊疗经过

①胃镜检查：胃窦及胃角部位多发溃疡，病理组织学检查提示良性病变，胃黏膜重度慢性炎症和活动性炎症。溃疡病是幽门螺杆菌根除治疗的强烈推荐指征。

②幽门螺杆菌全基因组测序：毒力分型为 Cag A+ 东方型 / Vac A+s1m1，毒性相关基因 A、空泡细胞毒素 A 均阳性。膜外炎症蛋白、黏附相关脂蛋白 AB、IV 型分泌系统等各致病基因功能均正常。提示为高毒力菌株。

③幽门螺杆菌耐药基因检测：幽门螺杆菌对克拉霉素、甲硝唑、左氧氟沙星均检测出耐药突变基因，对阿莫西林、呋喃唑酮、四环素未检测出耐药突变基因。提示为多重耐药菌株。

④质子泵抑制剂基因多态性检测：快代谢型。

⑤体外细菌培养：未成功。

⑥协商制定个体化治疗方案，成功根除，溃疡愈合。

患者感染的幽门螺杆菌只对阿莫西林、呋喃唑酮和四环素敏感；呋喃唑酮主要经肾脏代谢，患者肾移植术后，不宜应用；四环素可能会引起肝损害，患者同时服用的多种药物，可能增加四环素导致肝损害的风险。

经过与患者的肾移植医生充分协商后，制定了质子泵抑制剂联合阿莫西林的二联疗法治疗，结合患者的基础疾病和药物代谢型基因检测结果，设计了个体化的给药剂量。由于患者平时容易发生腹泻，在抗生素治疗前后应用了益生菌调节肠道菌群，在治疗过程中密切监测患者的肝肾功能情况，患者顺利地完成了全部疗程，在治疗期间没有出现任何不良反应。

患者在停用抗生素 2 个月及 1 年后，复查呼气检查均阴性，治疗后复查胃镜，胃溃疡完全愈合。由于患者的家族史及胃溃疡，患者还在密切随访中。

129. 多次治疗失败后，精准治疗 1 例

（1）国外就医，多次根除失败

患者男性，28 岁，因消化道症状发现幽门螺杆菌感染 4 年，经过 4 次治疗未根除。胃癌家族史。患者身高 188cm，体重 75kg。

既往治疗经过：

第一次：奥美拉唑＋阿莫西林＋克拉霉素；第四次：雷贝

拉唑＋铋剂＋克拉霉素＋甲硝唑；第二次、第三次具体方案不详，每次方案中均应用了泮托拉唑，每次治疗药物为 3 ～ 4 种。

当地医生提供的就诊资料显示，患者治疗幽门螺杆菌感染曾经应用的抗生素包括阿莫西林、克拉霉素、左氧氟沙星、甲硝唑、多西环素（与四环素同类）、硝唑尼特（美国相关临床指南中推荐的最新的用于幽门螺杆菌感染的抗生素）。

（2）经验性治疗根除失败

分析患者既往治疗失败可能原因：

第一次，标准三联方案，根除失败原因可能与细菌对克拉霉素耐药有关，目前三联疗法在中国很多地区的疗效都很低，中国共识多年前就已经推荐将含铋剂四联疗法用于幽门螺杆菌根除治疗的首次治疗。

第四次，四联方案，由于第一次方案中曾经应用过克拉霉素治疗失败，克拉霉素属于容易产生细菌继发性耐药的抗生素，除非有药敏试验的结果，否则再次治疗不应选择克拉霉素，因此，必然会导致患者治疗的失败。

第二次和第三次方案，从患者提供的信息看，推测当地医生可能应用了阿莫西林联合左氧氟沙星、多西环素联合硝唑尼特等方案，并且很可能应用过质子泵抑制剂联合 3 种抗生素的非铋剂四联疗法。

经过上述分析，发现只有呋喃唑酮在既往治疗中没有应用过，因此，根据经验性治疗，制定了兰索拉唑联合铋剂、阿莫西林、呋喃唑酮的四联方案，方案中的药物均采用了标准剂量、每天 2 次服药，患者在治疗过程中曾经有过一次漏服药，未发生明显不良反应。患者在停药 1 个月后复查呼气试验仍然阳性，提示患者这次经验性治疗失败。

（3）精准治疗成功根除幽门螺杆菌

在距离前次治疗 8 个月后，患者再次就诊。患者因症状间断发作，希望能够根除幽门螺杆菌。考虑到患者既往多次治疗中，已经用过了目前所有常用于治疗幽门螺杆菌的抗生素，再次治疗，很难再根据经验选择合适的方案，于是建议患者进行了细菌耐药性检测。

由于体外细菌培养不能达到 100% 的成功率，且患者已经多次经历治疗失败，因此，患者选择了同时进行细菌培养药物敏感性检测和细菌耐药基因检测，两项检测均获得了检测结果。药敏检测提示患者感染的幽门螺杆菌仅对四环素和呋喃唑酮敏感，对阿莫西林中度耐药；耐药基因突变检测，未发现细菌对阿莫西林和四环素的耐药基因突变，对呋喃唑酮的耐药基因有一个位点发生了突变；患者的 *CYP2C19* 基因代谢型检测为快代谢型。

结合细菌耐药性检测、药物基因代谢型检测（快代谢型）、患者既往治疗应用呋喃唑酮的过程中未发生过明显不良反应及患者的身高体重（75kg）情况，为患者制定精准治疗方案：艾司奥美拉唑（40mg tid）、胶体果胶铋（200mg tid）、四环素（2000mg/d，分 3 次服）、呋喃唑酮（100mg tid）。通过增加给药频率（每天 3

次服药）和适当增加药物剂量提高疗效。患者服药期间最初 2 天出现轻度头晕症状，继续服药后症状消失。

患者停药 8 周后复诊，复查呼气试验阴性，患者自述在这次治疗结束后，他就感觉这次的治疗肯定成功了，因为既往的几次治疗，每次服药初期消化道的不适症状都会缓解消失，但每次都是在服药后期症状会再次出现，而这次服药后一直到停药，消化道的不适症状消失后就没有再出现了。

【病例分析和点评】

患者应用阿莫西林／呋喃唑酮治疗失败，考虑与患者感染的幽门螺杆菌对阿莫西林耐药有关，而患者的 CYP2C19 基因代谢型为快代谢型，可能也是导致患者多次治疗失败的原因之一。

质子泵抑制剂在幽门螺杆菌感染的治疗中具有重要作用，尤其在治疗方案中含有阿莫西林、克拉霉素、四环素这些抗生素时。这些抗生素只有在胃内胃酸分泌被明显抑制时，才能够在胃内对幽门螺杆菌发挥良好的抗菌作用。

质子泵抑制剂被服用后，需要在人体肝脏代谢后，才能够具有抑制胃酸分泌的作用，而人体对该类药物的代谢基因型是存在差异的，慢代谢型者服药后抑酸效果最好，快代谢型者抑酸效果明显低于慢代谢型。本例患者的代谢基因为快代谢型，对于基因快代谢型患者，通过选择受药物代谢基因型影响小的药物及增加给药频率，可以提高药物的抑酸效果，从而提高抗生素的抗菌效果。

本例患者历经 6 次治疗，几乎应用了所有能够用于幽门螺杆菌感染治疗的常用抗生素，有些抗生素还曾经多次被应用，如果能够在治疗早期就进行细菌耐药性检测指导治疗（图 5），不但可以提高治疗的成功率，还可以避免反复多次的不必要的抗生素的应用。

幽门螺杆菌（Hp）检测报告

幽门螺杆菌（Hp）培养及鉴定结果：检出幽门螺杆菌

药敏试验结果：

药物	检测结果
克拉霉素	耐药
盐酸左氧氟沙星	中介
阿莫西林	中介
呋喃唑酮	敏感
四环素	敏感
甲硝唑	耐药

检测结果：

药物	关联基因	检测结果	临床意义
克拉霉素	H.pylori-23SrRNA	A2143G 突变 A 变 G	耐药
盐酸左氧氟沙星	H.pylori-gyrA-RDR.parC	未发现突变	敏感
阿莫西林	H.pylori-penicillin-binding protein1（PBP1）	未发现突变	敏感
呋喃唑酮	H.pylori-porD,oorD	C349 突变 C 变 A	耐药
四环素	H.pylori-16SrRNA	未发现突变	敏感
甲硝唑	H.pylori-rdxA，frxA，frxB，rdxB，porA	A614C 突变 A 变 C	耐药
质子泵抑制剂	CYP2C19 基因分型（CYP2C19*1，*2，*3）	*1/*1（681G G，636G G）	快代谢型

图 5　H$_p$ 检测报告（彩图见彩插 5）

130. 幽门螺杆菌根除后复发2例

（1）幽门螺杆菌根除多年后复发

病例1：女性，65岁，6年前根除治疗后转阴，半年前呼气检查再次阳性。

6年前（2013年），患者因发现幽门螺杆菌感染，胃镜检查提示慢性萎缩性胃炎，接受幽门螺杆菌根除治疗（质子泵抑制剂＋铋剂＋阿莫西林＋克拉霉素四联疗法），治疗后复查显示患者的幽门螺杆菌获得了根除。此后，患者每年规律复查呼气试验，曾复查胃镜病理检查提示患者在成功根除幽门螺杆菌后，胃黏膜活动性炎症完全消退，慢性炎症逐渐减轻至轻度慢性炎症，每年复查呼气试验均提示阴性，至2017年10月，患者 ^{13}C- 呼气检测结果阴性（DOB值：0）。

2019年1月，患者体检发现 ^{13}C- 呼气检查再次阳性（DOB值：16.9），于2019年2月19日（DOB值：11.3）及5月28日（DOB值：21.0）两次复查呼气均呈阳性。2019年2月，胃镜检查提示胃黏膜中度慢性炎症、轻度活动性炎症，提示患者发生了幽门螺杆菌的复发。于2019年6月，给予患者艾索美拉唑联合阿莫西林二联疗法治疗，患者停药2个月后复查呼气试验阴性（DOB值：0.8），提示患者复发感染的幽门螺杆菌再次获得了根除。

病例2：男性，67岁，4年前根除治疗后转阴，半年前呼气检查再次阳性。

4 年前（2015 年），患者因体检发现幽门螺杆菌感染就诊。患者 50 岁时曾因消化道出血，胃镜检查发现十二指肠球部溃疡，当时未检查幽门螺杆菌。患者空腹时经常出现上腹部不适，进食后症状可缓解。4 年前就诊时复查胃镜提示十二指肠球部溃疡（活动期），给予联合阿莫西林和克拉霉素四联疗法治疗后，患者症状缓解，复查呼气试验阴性。患者于 2016 年及 2017 年均复查呼气试验阴性。

2018 年 12 月，患者体检行 ^{14}C- 呼气检查阳性，于医院就诊再次复查呼气试验阳性，复查胃镜检查发现十二指肠球部溃疡复发，幽门螺杆菌体外分离培养阳性，提示患者幽门螺杆菌感染复发。

（2）幽门螺杆菌感染复发分为再感染和复燃两种情况

幽门螺杆菌复发是指患者经正规治疗，成功根除幽门螺杆菌一段时间后，再次检测幽门螺杆菌阳性（需排除检测假阳性可能），临床上将幽门螺杆菌的复发分为再感染和复燃两种情况。

幽门螺杆菌再感染是指患者在根除治疗成功后，经过一段时间再次出现幽门螺杆菌感染，其感染菌株不同于原始菌株。而幽门螺杆菌复燃则指经过根除治疗后原始幽门螺杆菌菌株的再现，意味着经根除治疗后细菌活力降低，暂时处于被抑制状态，以致目前检测方法未能检出，在经过一段时间后细菌重新大量繁殖并被检测出。

临床上，很难鉴别幽门螺杆菌再感染与复燃，一般认为，幽门螺杆菌根除阴性后检测的转阳率随时间而逐渐下降，在成功根除后 1～2 年内迅速下降，并逐渐接近于成人自然感染率。患者根除后复发时间越长，再感染的可能性越大。有研究认为，在幽门螺杆菌根除 3 年后复发，通常属于再感染。通过 DNA 指纹图谱技术进行菌株鉴别，可以鉴别患者的复发类型是再感染还是复燃。

（3）分析判断两例患者的复发情况，复燃？再感染？复发的原因？

病例 1 患者幽门螺杆菌根除后 6 年发现复发，复发前曾经多次复查呼气检查阴性，患者幽门螺杆菌根除后，曾经多次复查胃镜，病理检查均提示幽门螺杆菌感染导致的胃黏膜炎症反应消退，结合呼气及胃镜病理检查，提示患者的幽门螺杆菌已经获得成功根除，这次的复发，较首次治疗已时隔 6 年之久，故应当考虑再感染。

导致患者复发的可能原因：患者既往曾有卵巢癌病史，与患者共同居住的家人均曾多次接受过呼气检查，均未发现其家人存在幽门螺杆菌感染。患者最近两年经常外出旅游，旅游目的地包括一些经济欠发达地区，考虑患者发生再感染的原因，可能与患者曾患癌症免疫功能差，以及外出就餐地点卫生条件较差有关。

病例 2 患者再次发现幽门螺杆菌感染后，患者妻子也同时进行检查发现幽门螺杆菌感染。患者及其妻子均接受了胃镜检查，并同时进行了幽门螺杆菌体外培养及细菌耐药性检测，体外细菌耐药检测结果显示，患者及其妻子感染的幽门螺杆菌，对抗生素的耐药性检测结果完全一致，除了对甲硝唑耐药，对阿莫西林、克拉霉素、左氧氟沙星和四环素均提示敏感。如果患者的复发是复燃，患者既往曾经接受过含克拉霉素的方案治疗，细菌耐药性检测通常应提示其感染菌株应对克拉霉素产生耐药。结合患者与其妻子感染的幽门螺杆菌对抗生素耐药性检测结果具有一致性，且其感染的菌株对克拉霉素敏感，提示该患者的幽门螺杆菌感染来源于患者的妻子，考虑患者的复发是幽门螺杆菌的再感染。

（4）幽门螺杆菌感染的复发，增加疾病复发及进展风险

幽门螺杆菌与消化性溃疡、慢性胃炎、胃癌、胃黏膜相关淋巴组织淋巴瘤等多种疾病密切相关，根除幽门螺杆菌治疗可以给感染者带来多重获益，而幽门螺杆菌感染复发后可再次引起感染者胃黏膜慢性持续性炎症，增加消化性溃疡、胃癌及胃黏膜相关淋巴组织淋巴瘤复发的风险，进而增加疾病负担。病例 2 中的患者，就是在发生幽门螺杆菌再感染后，导致了消化性溃疡病的复发。

既往多项临床研究显示，幽门螺杆菌真正根除后，感染的复发率多较低，我国曾经报道的年复发率在 1% ～ 5%，导致幽门螺杆菌感染复发的主要危险因素包括社会人类发展指数低、人群幽门螺杆菌感染率高、家庭成员存在幽门螺杆菌感染、外出就餐地点卫生条件差、既往消化性溃疡病史、侵入性诊疗等。

参考文献

1. RAYMOND J，THIBERGE JM，DAUGA C. Diagnosis of Helicobacter pylori recurrence: relapse or reinfection? Usefulness of molecular tools.Scand J Gastroenterol，2016，51（6）：672-678.

2. XUE Y，ZHOU LY，LU HP，et al. Recurrence of Helicobacter pylori infection: incidence and influential factors. Chin Med J（Engl），2019，132（7）：765-771.

3. ZHOU LY，SONG ZQ，XUE Y，et al.Recurrence of Helicobacter pylori infection and the affecting factors: A follow-up study.J Dig Dis，2017，18（1）：47-55.

出版者后记
Postscript

　　科学技术文献出版社自 1973 年成立即开始出版医学图书，40 余年来，医学图书的内容和出版形式都发生了很大变化，这些无一不与医学的发展和进步相关。《中国医学临床百家》从 2016 年策划至今，感谢 600 余位权威专家对每本书、每个细节的精雕细琢，现已出版作品近百种。2018 年，丛书全面展开学科总主编制，由各个学科权威专家指导本学科相关出版工作，我们以饱满的热情迎来了《中国医学临床百家》丛书各个分卷的诞生，也期待着《中国医学临床百家》丛书的出版工作更加科学与规范。

　　近几年，中国的临床医学有了很大的发展，在国际医学领域也开始崭露头角。以北京天坛医院牵头的 CHANCE 研究成果改写美国脑血管病二级预防指南为标志，中国一批临床专家的科研成果正在走向世界。但是，这些权威临床专家的科研成果多数首先发表在国外期刊上，之后才在国内期刊、会议中展现。如果出版专著，又为多人合著，专家个人的观点和成果精华被稀释。为改变这种零落的展现方式，作为科技部所属的唯一一家出版机构，我们有责任为中国的临床医生提供一个系统展示临床研究成果的舞台。为此，我们策划出版了这套高端医学专著——《中国医学临床百家》丛书。

"百家"既指临床各学科的权威专家，也取百家争鸣之义。

丛书中每一本书阐述一种疾病的最新研究成果及专家观点，按年度持续出版，强调医学知识的权威性和时效性，以期细致、连续、全面展示我国临床医学的发展历程。与其他医学专著相比，本丛书具有出版周期短、持续性强、主题突出、内容精练、阅读体验佳等特点。在图书出版的同时，同步通过万方数据库等互联网平台进入全国的医院，让各级临床医师和医学科研人员通过数据库检索到专家观点，并能迅速在临床实践中得以应用。

在与作者沟通过程中，他们对丛书出版的高度认可给了我们坚定的信心。北京协和医院邱贵兴院士说"这个项目是出版界的创新……项目持续开展下去，对促进中国临床学科的发展能起到很大作用"。中国人民解放军第二军医大学孙颖浩校长表示"我鼓励我国的泌尿外科医生把自己的创新成果和宝贵的经验传播给国内同行，我期待本丛书的出版"；北京大学第一医院霍勇教授认为"百家丛书很有意义"。我们感谢这么多临床专家积极参与本丛书的写作，他们在深夜里的奋笔，感动着我们，鼓舞着我们，这是对本丛书的巨大支持，也是对我们出版工作的肯定，我们由衷地感谢作者的支持与付出！

在传统媒体与新兴媒体相融合的今天，打造好这套在互联网时代出版与传播的高端医学专著，为临床科研成果的快速转化服务，为中国临床医学的创新及临床医师诊疗水平的提升服务，我们一直在努力！

科学技术文献出版社

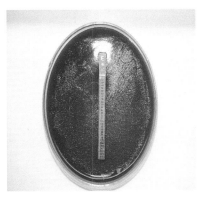

彩插 1　E-试验法（见正文 P189）

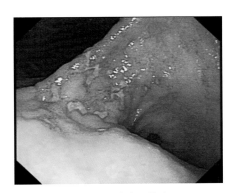

治疗前胃镜检查所见

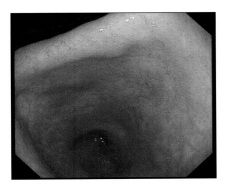

治疗结束后 10 周复查胃镜所见

彩插 2　治疗效果对比（见正文 P264）

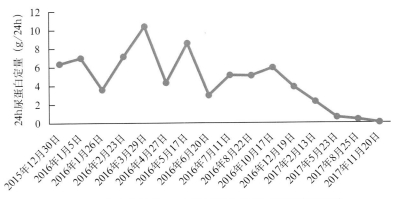

彩插 3　根除治疗前后 24 小时尿蛋白定量（见正文 P268）

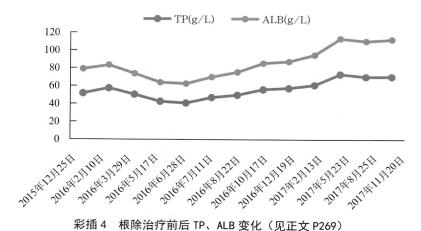

彩插 4　根除治疗前后 TP、ALB 变化（见正文 P269）

幽门螺杆菌（Hp）检测报告

幽门螺杆菌（Hp）培养及鉴定结果： 检出幽门螺杆菌

药敏试验结果：

药物	检测结果
克拉霉素	耐药
盐酸左氧氟沙星	中介
阿莫西林	中介
呋喃唑酮	敏感
四环素	敏感
甲硝唑	耐药

检测结果：

药物	关联基因	检测结果	临床意义
克拉霉素	*H.pylori-23SrRNA*	*A2143G* 突变 A 变 G	耐药
盐酸左氧氟沙星	*H.pylori-gyrA-RDR.parC*	未发现突变	敏感
阿莫西林	*H.pylori-penicillin-binding protein1（PBP1）*	未发现突变	敏感
呋喃唑酮	*H.pylori-porD,oorD*	*C349* 突变 C 变 A	耐药
四环素	*H.pylori-16SrRNA*	未发现突变	敏感
甲硝唑	*H.pylori-rdxA,frxA,frxB,rdxB,porA*	*A614C* 突变 A 变 C	耐药
质子泵抑制剂	*CYP2C19* 基因分型（*CYP2C19*1，*2，*3*）	*1/*1（681G G，636G G）	快代谢型

彩插 5　HP 检测报告（见正文 P281）